"健康中国2030"国家健康科普专家

不挨饿减肥

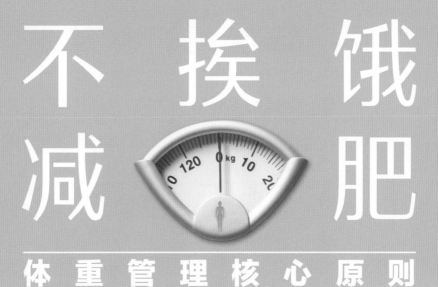

体重管理核心原则

编著 **陈伟** 中国医学科学院北京协和医院临床营养科副主任

中国轻工业出版社

图书在版编目（CIP）数据

不挨饿减肥 / 陈伟编著 . —北京：中国轻工业出版社，2021.5

ISBN 978-7-5184-3395-7

Ⅰ.①不… Ⅱ.①陈… Ⅲ.①减肥－基本知识 Ⅳ.①R161

中国版本图书馆 CIP 数据核字（2021）第 028117 号

责任编辑：关 冲 付 佳 责任终审：劳国强 整体设计：悦然文化
策划编辑：翟 燕 付 佳 责任校对：晋 洁 责任监印：张京华

出版发行：中国轻工业出版社（北京东长安街6号，邮编：100740）
印 刷：北京博海升彩色印刷有限公司
经 销：各地新华书店
版 次：2021年5月第1版第1次印刷
开 本：710×1000 1/16 印张：12
字 数：200千字
书 号：ISBN 978-7-5184-3395-7 定价：49.80元
邮购电话：010-65241695
发行电话：010-85119835 传真：85113293
网 址：http：//www.chlip.com.cn
Email：club@chlip.com.cn
如发现图书残缺请与我社邮购联系调换
191542S2X101ZBW

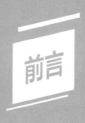

前言

俗话说：一胖生百病；千金难买老来瘦。

对于成年人来说，如果脂肪率超过标准水平，即意味着要比常人更容易患上高血压、血脂异常、脂肪肝、糖尿病、痛风、冠心病甚至肿瘤等慢性病。

其实，大家都知道胖了不好，就算没有威胁健康，至少也影响到美观，但真正开始减肥时，不是容易放弃就是容易走向极端。比如说过度控制饮食，很多人都知道一句话，叫作过午不食；还有一些人采用魔鬼运动训练、服用减肥药物……

大家可以回想下，这些减肥方法是不是曾经用过呢？是不是也在一次次的减肥战斗中败下阵来了呢？这些方法是从生理和心理上进行双重摧残，仅仅只是达到了数字减"重"的目标，它减去的并不是脂肪，而是体内宝贵的水分和肌肉。稍过一段时间，你可能就放松了，懈怠了，不堪忍受折磨了，这个时候"体重"又会反弹甚至以成倍的速度增长。

近几年，国际上针对肥胖的医学干预已经成为趋势，并提出医学营养减重应该以长期不反弹、健康改善为主要目标。这里的营养减重并非只是单纯节食或者是单纯靠运动这么简单！

本书从自我管理角度出发，医学营养减重为指导，教你循序渐进地调控营养，分阶段设定运动目标，不挨饿，不痛苦，做自己的营养师、运动专家，在吃饱的前提下，科学改变饮食结构，达到减重目标。

相信，你可以成为更自律的自己，可以更美丽！

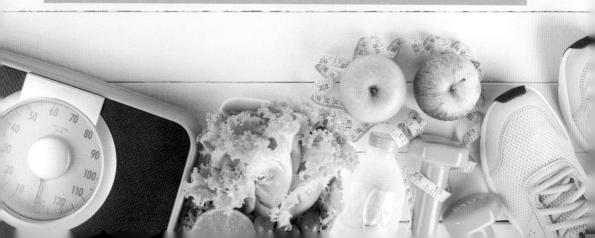

目录
CONTENTS

PART 1

皮格马利翁效应，想瘦是变瘦的第一步

PART

2

不挨饿，才能成功减肥

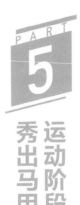

PART 6
12周减肥计划，一起来打卡

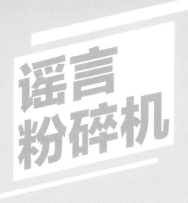

谣言粉碎机

减肥时，脂肪吃得越少越好

辟谣

脂肪是三大营养素中产热最高的，1克脂肪可产生9千卡热量，碳水化合物和蛋白质为4千卡。减肥时限制脂肪摄入是对的，但并不是摄入越少越好。脂肪本身是供能物质，其中就含有分解脂肪的酶，适量的脂肪摄入有利于减脂运动的成功进行。此时应当限制膳食的总热量，或使膳食营养达到一定的配比，而不仅仅是单纯限制脂肪的摄入。

每周健身次数越多，减肥效果越好

辟谣

一周健身几次，没有绝对的标准，通常建议以3～4次为宜，但绝对不是越多越好。有统计显示，普通锻炼者每周运动超过5次，运动损伤会呈直线上升趋势。以慢跑为例，完成一次5公里慢跑，脚部反复地高达五六千次，即下肢受到了五六千次的冲击，每次冲击力都达到了身体重量的2～4倍，甚至更高。普通锻炼者下肢肌肉又普遍薄弱，难以起到很好的缓冲和稳定关节作用，这势必会造成运动损伤，从而阻止或者中断减肥。因此，绝不是训练次数越多，减肥效果越好。

存在越吃越瘦的负卡路里食物

辟谣

食物中能够提供热量的成分只有三种：碳水化合物、脂肪和蛋白质，这三种成分的吸收都要消耗热量。脂肪的食物热效应约占其热量的4%～5%，碳水化合物为5%～6%，而蛋白质要高得多，能达到30%～40%。可以发现，哪怕是热效应最多的蛋白质，消化吸收也只用掉三分之一的热量。我们的身体根本就不会做亏本买卖，只要吸收营养成分，就一定会赚取热量。也就是说，世界上根本不可能存在负卡路里食物，只要含有碳水化合物、蛋白质和脂肪，就一定会给身体带来热量。哪怕是黄瓜、芹菜这样的食物，也是有一定热量的。

长期吃二甲双胍可以减肥

辟谣

不少爱美人士把二甲双胍作为减肥药物来使用。目前国内外大多数《糖尿病指南》均将二甲双胍作为治疗 2 型糖尿病的首选用药。但二甲双胍只能直接作用于糖的代谢过程，对脂肪代谢无影响。所以它是糖尿病患者降血糖的有效药物，但长期应用于减肥并非好事，会造成腹泻、恶心、呕吐、胃胀、乏力、消化不良、腹部不适及头痛等不良反应。肝肾功能不全者使用二甲双胍，可能会影响机体对乳酸盐的清除能力，引起乳酸堆积，导致乳酸中毒。对正常体重的人来说，服用该药减肥非但没有效果，反而可能引发一系列不良反应，损害身体。

我想只瘦局部

辟谣

想要只减掉局部的脂肪是不现实的。一般来说，会从内脏脂肪、四肢的皮下脂肪、身体的皮下脂肪这样的顺序来减。不可能只锻炼腹肌，腹部的脂肪就会减少。不过，倒是可以通过某种方法营造出"看起来像只瘦局部"的感觉。比如，坚持锻炼腹肌，腹部周围的脂肪会受到肌肉支撑而变结实，所以即使脂肪量不变，外观上看也像是肚子小了、腹部瘦了。

深蹲会让腿变粗

辟谣

如果不是举着很重的杠铃做深蹲的话，腿是不会轻易变粗的。深蹲反而能帮助雕塑腿部形态，增加肌肉量，提升基础代谢率、甩掉脂肪，让腿部更结实。而且还能消除下半身水肿。不过，如果姿势不正确，可能只会锻炼部分肌肉，所以还是要多加注意。

辣椒可以燃烧脂肪，吃辣椒减肥

辟谣

有的人觉得吃越辣越减肥，感觉体内脂肪被快速燃烧了，大汗淋漓。但事实真的是这样吗？辣椒的确能加快局部代谢，但不持久，达不到减肥的效果。辣椒中的辣椒素有助于食物的消化吸收，大量吃辣椒更易引起饭后的饥饿感，结果可能吃下更多东西。另外，长期大量食用辣椒会伤胃，因此，并不鼓励大量吃辣椒减肥。

吃"酶"可以减肥

辟谣 不知从什么时候开始，朋友圈吹来一股减肥风——吃"酶"。吃"酶"减肥、排毒、养生到底可不可信？市面上和微信朋友圈某些微商强推的各种神奇功效的酶类产品，是指用各种蔬果等原料进行发酵加工后制成的产品，这类产品成分较为复杂，已不是单纯指酶，还包含了发酵后产生的有机酸、多糖、果胶、维生素等多种物质。即使是食用富含酶的食物，它在胃酸的作用下也会失活，最终只是参与了消化道的代谢，所以"吃酶可以减肥"的说法不靠谱。

无氧运动不能减肥

辟谣 这种说法显然是错误的，做无氧运动是可以减肥的。传统的减肥都是进行有氧运动去消耗脂肪，但是有氧运动消耗的脂肪其实是非常有限的，仅仅是在运动中进行脂肪消耗。而无氧运动不仅在运动过程中燃脂，运动结束后还会持续消耗脂肪，燃脂效果可持续48小时以上，所以，无氧运动的减肥效果更好。

穿瘦腿袜可以燃脂瘦腿

辟谣 市面上的瘦腿袜多是模拟医用弹力袜的原理制成，但又不同于医用弹力袜。医用弹力袜通过分段压力的形式来促进静脉曲张患者下肢的血液回流，有预防及辅助治疗效果。说瘦腿袜有燃脂瘦腿的作用并没有科学依据，可能是因为把肉勒紧了，改善了腿部线条，所以看起来有变瘦的错觉。但是，长期穿瘦腿袜会引起皮肤过敏、红肿，甚至会导致腿部血液循环不畅，双腿水肿。尤其是久坐的人，还会造成脚腕、膝盖、大腿根部等处皮肤发红甚至发紫，起身后双腿肿胀发麻。

用保鲜膜包裹小腿、肚子等，可以减肥

辟谣 保鲜膜的透气性比较差，裹在小腿、肚子上确实会提高局部体温，身体为了散热就会大量排汗，这个时候体重会轻些，让不少人误认为就是减肥了。其实，这种办法减轻的重量主要是身体损失的水分，并非脂肪，当人体补充水分以后，重量就又回来了。总而言之，用保鲜膜包裹小腿、肚子等减肥方法并不科学。

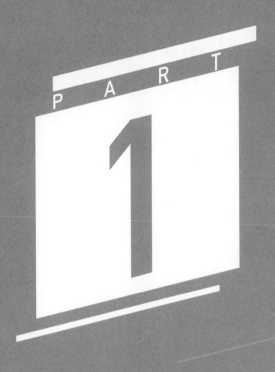

皮格马利翁效应，
想瘦是变瘦的第一步

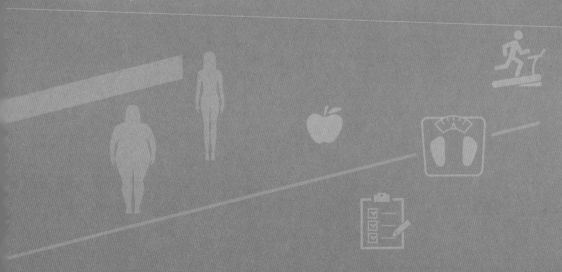

想想肥胖可能带来的健康隐患

　　每年四五月，成年人除了没房、没车、没钱、没对象的焦虑外，更增添一层因肥胖油腻的身躯带来的忧伤。到了夏天，满身的肉肉可是真的藏不住了！除了心仪的衣服没有合适的尺码、喜欢的人没勇气告白、被冷嘲热讽的尴尬外，肥胖还会带来一系列健康问题。

癌症

　　肥胖会提高某些肿瘤的发病率，如乳腺癌、子宫内膜癌、结肠直肠癌、胰腺癌等，对前列腺癌、食管癌等也有不利影响。

肝脏疾病

　　肝脏作为物质代谢中枢和热量储库，最容易因代谢应激发生损伤。肥胖及其相关的代谢综合征——非酒精性脂肪性肝病会促进其他慢性肝病纤维化的进程，增加肝硬化和肝细胞癌的发生风险。

糖尿病

　　肥胖容易诱发糖尿病。因为肥胖者体内堆积大量的脂肪细胞，脂肪细胞对胰岛素不敏感，会产生胰岛素抵抗。换句话说就是肥胖者体内的胰岛素相对不足或不能很好地发挥作用，容易发生糖代谢紊乱，从而诱发2型糖尿病。

心血管疾病

　　肥胖者冠心病发生率为正常体重者的5倍。45岁后，死于心功能不全的肥胖者比正常体重者高近1倍，脑梗死的发病率比正常体重者高出1倍。

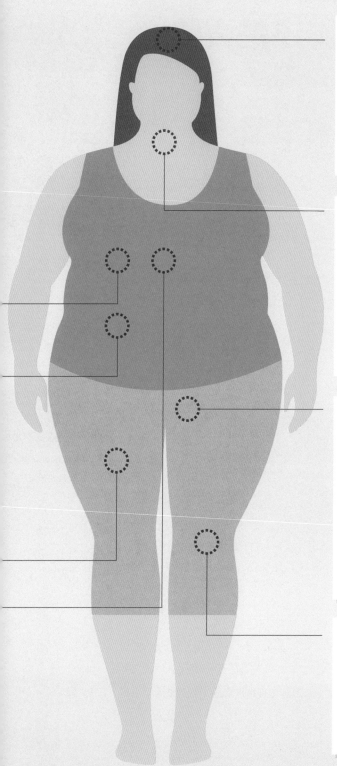

神经系统疾病

　　肥胖会引起大脑整体体积缩小，灰质萎缩，部分脑区如额叶、海马、丘脑也存在明显萎缩现象，而且体脂数越高，大脑体积缩小的速度越快。

呼吸系统疾病

　　肥胖可累及呼吸系统，生活中常见的阻塞性睡眠呼吸暂停低通气综合征（OSAHS）、肥胖低通气综合征等疾病的发病率和并发症都与肥胖、超重有一定的关系。

妇科疾病

　　肥胖的人体内的脂肪比较多，脂肪中有一种物质可以促进雄激素转变为雌激素，脂肪越多，转变的雌激素也就越多。雌激素过多，会引起一系列妇科疾病，例如月经不调、不孕不育、多囊卵巢综合征等。

骨关节疾病

　　肥胖会加重关节负担，引起"O"形腿或"X"形腿，以及诱发骨性关节炎、痛风性骨关节病等。

看看自己是虚胖还是真胖

肥胖管理小测试：
你属于哪种胖

1 食量不大，东西吃得并不多。 ☐

2 身体容易疲累。 ☐

3 手脚容易感觉肿胀，特别是下蹲时，小腿肿胀感强烈，
与上半身比较，下半身更肥胖。 ☐

4 脸色偏白或带青，讲话虚弱无力，怕冷，不易流汗、多白痰。 ☐

5 平时很少运动，肌肉比较松垮虚浮。 ☐

6 尿液颜色清淡。 ☐

7 睡觉时经常做梦。 ☐

如果符合以上至少 4 点，就说明是虚胖。

---

1 平时吃得比较多，很容易感觉饿，又想吃东西。 ☐

2 容易便秘，可能每星期大便少于 3 次。 ☐

3 外表看上去肥壮，结实。 ☐

4 经常感到口干舌燥，多浓痰。 ☐

5 脸色较红润。 ☐

6 尿液热，颜色浓、浊、黄、深。 ☐

7 睡觉会做噩梦。 ☐

如果符合以上至少 4 点，就说明是真性肥胖了。

判断肥胖的 3 种方法

体质指数法

体质指数法是目前世界范围内广泛采用的成人肥胖判定方法。

$$体质指数（BMI）=体重（千克）/身高的平方（米^2）$$

WHO 推荐的判断标准为：BMI 在 18.5 ~ 24.9 为体重正常；BMI<18.5 为慢性营养不良，属于偏瘦；BMI ≥ 25 为超重；BMI ≥ 30 为肥胖。

WHO 的这个标准是根据北美和欧洲人群的资料来制定的，对于身材相对矮小的亚太地区人群不适宜。因此，亚太地区提出的标准为：BMI 在 18.5 ~ 22.9 为体重正常；BMI ≥ 23 为超重；BMI ≥ 25 为肥胖。我国也提出了自己的标准，BMI 在 18.5 ~ 23.9 为体重正常；BMI ≥ 24 为超重，BMI ≥ 28 为肥胖。

体质指数法的优点是充分考虑了全身状况，缺点是会受到肌肉和骨骼的影响，如运动员肌肉比较发达，体重较大，体质指数较高，但此时不能将其视为肥胖症。

敲黑板
陈伟有话说

BMI 也有缺陷

用体质指数法时，没分男性、女性，男性特别容易超重。这对于男性来说有点不公平，大家看，我的体重是 68 千克，身高是 1.72 米，我如果再稍微胖一点点就超重了，但在外观上看不出来。而女性要等到体质指数超过 24 了，才能看出来应该超重了。基于这种情况，我们需要结合腰围来综合判断。

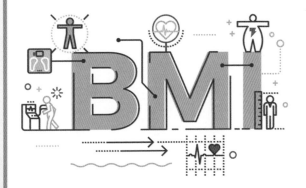

量腰围

腰围也能够反映一个人的肥胖程度，它主要是检查腹部脂肪，是判断肥胖程度的一个好方法。一般来说，腹部越肥胖，患慢性病的危险越大。

大家在平静状态下找到肚脐，稍微往下一点。就是腰围，可以拿着皮尺量一圈。如果把握不好，就量平着肚脐的腹围也可以。

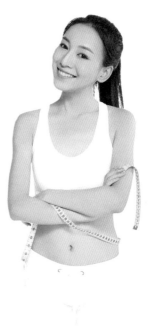

> **女性超过 80 厘米，男性超过 90 厘米，称之为腹型肥胖**

腹部肥胖反映了腹部脂肪的堆积情况，是衡量肥胖的一个实用指标。当然，最好将 BMI（体重指数）和腰围二者结合起来评估一个人的体重情况，这样更全面、更合理。达到这两个指标中的任意一个，都算肥胖人群。基于这样的标准，中国有 1 亿以上的肥胖人群。

体脂率测量法

体脂率需要借助医疗仪器进行测量，通过测定全身脂肪来判断是否肥胖。目前常用的生物电阻抗分析法，是一种根据不同身体组织具有不同导电性质而设计估算身体组成的技术。

为了更方便个人使用，市面上也推出了电子脂肪秤，就是利用秤体表面的电极片与人体的双脚接触，通过一定的安全电流，测量人体电阻，从而比较精准地得出人体脂肪百分比、人体水分百分比、人体肌肉百分比、骨骼重量等数值。此方法较方便，测量结果也比较准确。

成年人的体脂率正常范围分别是女性 18% ～ 22%，男性 10% ～ 20%。若体脂率过高，男性超过正常值的 25%，女性超过正常值的 30%，就可视为肥胖。

生活中不难发现，同样体重的两个人看起来身形差别有可能非常大，也是因为体脂率的不同。

体脂率计算方法

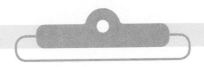

体脂率测量的最佳时间是早晨，最好是自己刚从充足的睡眠(7 ~ 8 个小时)醒来之后，此时体重和腰围等的测量数据是最准确的，即测量体脂率准确性最高。
用电子秤测量自己的体重，计量单位：千克。（注意：除去衣物的重量）用软尺测量自己的腰围，计量单位：米。

成年女性的体脂率计算公式：
参数 a= 腰围（厘米）×0.74
参数 b= 体重（千克）×0.082+34.89
身体脂肪总重量（千克）=a − b
体脂率 =（身体脂肪总重量 ÷ 体重）×100%

成年男性的体脂率计算公式：
参数 a= 腰围（厘米）×0.74
参数 b= 体重（千克）×0.082+44.74
身体脂肪总重量（千克）=a − b
体脂率 =（身体脂肪总重量 ÷ 体重）×100%

举例：
女，55 千克，腰围 78 厘米，将上述数值带入体脂率计算公式，可得：
a=78×0.74=57.72
b=55×0.082+34.89=39.4
a − b=18.32
体脂率 =（14.32÷55）×100%=33.3%
男生测体脂率就相应代入公式即可。

通过以上 3 个简单指标，大家可以了解下自己是不是真胖，是不是需要有意识地减肥。

21天养成改变一生的习惯

小习惯会带来大变化

实践证明，我们的大脑构筑一条新的神经通道需要21天时间。换句话说就是：人的行为暗示，经过21天以上的重复，就会形成习惯。一般可以将好习惯分为三个阶段：

第一阶段：1～7天。此阶段表现为"刻意，不自然"，需要十分刻意地提醒自己。

第二阶段：7～21天。此阶段表现为"刻意，自然"，但还需要意识控制。

第三阶段：21～90天。此阶段表现为"不经意，自然"，无须意识控制。

人们很容易高估某个决定性时刻的重要性，会低估每天进行微小改变的重要性。我们经常会说服自己，我们要想改变就要有大规模的行动。其实，无论你是减肥、写作、跳舞，还是实现其他大目标，都是平时一点一滴微小习惯的逐渐积累。一个好习惯会形成多米诺骨牌效应，触发其他一系列的好行为和爱好，从而形成健康向上的生活方式。

皮格马利翁效应：你要不断给自己正向反馈

心理学中的皮格马利翁效应是指：如果对一个人传递积极信息，就会使他进步得更快，发展得更好；反之，如果向一个人传递消极反馈，会使其自暴自弃，放弃努力。

减肥是一个和自我斗争的长期过程，不会有人每天给你传递积极信息，需要自我建立正向的积极反馈。

将整体目标拆分成阶段性小目标，更易达成

减肥时可以自己给自己设置各种小任务、小清单等，然后每天观察自己的完成情况，每完成一个任务产生的成就感就是积极信息，能让自己坚持下去。比如说：

明天早起半小时。

以后尽量别经过那家冰激凌店。

不让别人盛饭，自己想吃多少盛多少。

…… ……

我今天起每天的主食量不超过半碗。

每天给自己加一个蔬菜。

运动，不仅是为了燃烧脂肪那么简单

健康的减肥不只是减重，终极目标是体重减少之后，体形要变得凸凹有致，紧实流畅。想要长期保持这种美丽的体形，那就必须坚持运动。

运动，一定要重组合

对于减肥者来说，有氧运动和力量练习（也称抗阻运动）相结合，能获得最好的健身效果。有氧运动是在消耗体内的脂肪和碳水化合物，而局部的肌肉力量练习能够通过运动增加肌肉的弹性，缩小脂肪组织体积，从而雕塑体形，增加美感。

运动减肥	1 调节神经与内分泌功能	2 增加体内脂肪和碳水化合物的消耗

减脂肪是第一步

人胖时，过多脂肪堆积对机体是有害的，所以首先要减脂肪。脂肪供能是由神经和内分泌调节控制，这种调节是全身性的，有氧运动是一种全身运动，也是消耗脂肪的最佳运动。

消耗体内多余的脂肪，最好采用中小强度的有氧运动。因为脂肪从分解、释放并运输到肌肉组织需要一定的时间，一般至少 20 分钟。因此，消耗体内脂肪的运动持续时间应在 30 分钟以上。有氧运动的项目有很多，如瑜伽、快走、慢跑、游泳、骑自行车、爬楼梯、登山、健美操等，一周进行 4 ~ 5 次训练。

"储存肌肉"是必要的

当脂肪消耗到一定程度，就要加强肌肉的力量训练了。为什么？因为人体的肌肉是体内消耗脂肪最大的组织。肌肉量越多的人，日常的热量消耗也会越高，你躺着也能比别人消耗更多的热量。肌肉量的提高，需要加强力量训练，也就是平时常说的哑铃训练、杠铃训练等负重训练，以及徒手深蹲、俯卧撑、引体向上等自重训练。每周力量训练不低于 3 次，每次训练后目标肌群需要休息 1 ~ 2 天。在休息时，肌肉会不断吸收营养，逐渐强壮起来。

记减肥日志，告别不良习惯

如果想要减肥，要先从心理上决定减肥，不能只喊喊"我要减肥"的口号。为了让自己从心理上、行动上严格执行减肥计划，可以写减肥日志，记录每天吃了什么，摄入了多少热量，做了哪些运动及家务活，运动时长等。减肥者记日志的过程往往是对自己的一个鞭策。

建立自己的"减肥日志"

在减肥过程中，可以准备个小笔记本，记录下每天饮食的改变和取得的小小成就；记录下已经有了哪些好的变化，可以继续坚持下去；思考下哪些地方还需要努力，逐步地改进。除了具体的饮食安排外，也可以在减肥日志上记录减肥历程中的酸甜苦辣，若干年后，还能成为人生美丽的回忆。

"减肥日志"怎么记

今天的饮食	
早餐	
午餐	
晚餐	
加餐	
共摄入总热量	
今天的运动	
运动形式	
运动时间	
运动强度	
共消耗总热量	
今天的心情	
今天的成就感	
今天的不足	
昨晚睡眠情况	

良好的自控力是减肥的关键

减肥需要很强的自我控制能力。心理学家也发现，那些善于自控的人更容易养成好习惯，比如坚持运动、健康饮食、良好睡眠以及不断学习。要知道，保持好身材，同时也是学习自律的过程，更是锻炼意志力的方法。

成功减重的关键是自控力

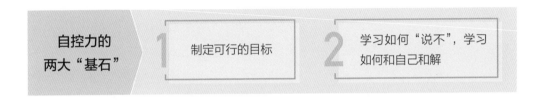

自控力的
两大"基石"

1 制定可行的目标

2 学习如何"说不"，学习
如何和自己和解

目标，是自我认识的第一步。如果不能正确地认识自己，就没办法制定合理的目标，减重尤其如此。如果盲目减重使用极端的节食方法，这样不但目标很难实现，还可能因自暴自弃和压力导致暴食，使减肥失败。

另外，要在需要"说好"的时候"说好"，在需要"说不"的时候"说不"，才是对现实生活有意义的自控力。因为大脑在饮食方面是追求"好吃的""自己喜欢的"东西，所以如果自控力不强，就很难拒绝买一送一的甜点美食。

接纳自己是掌握自控力的源泉

如果不知道如何面对"失控"，就谈不上"自控"。在失控的时候如何和自己和解，可以参考"自我谅解三部曲"。

第一步，静下来想一想你感觉如何，是感到厌恶或烦恼？是抑郁或焦虑？承认并接纳自己的感受。

第二步，告诉自己：我只是一个普通人，这个错误是可以接受的。

第三步，想象如果经历这些的是你的好朋友，你会责备他吗？会全面否定他吗？会逼迫他把吃的东西都吐出来吗？还是会宽慰他，帮他转移注意力？

如果能够接受自己的失控，不因失控去责备和惩罚自己，那么就不会进入压抑—失败—更多压抑的恶性循环，从而对减肥保持一个积极态度。

减少压力可以提高自控力

压力会兴奋交感神经系统，让人心跳加速，按照本能意愿行事；而自控力则相反，需要人平静下来，控制很多本能的反应，延迟满足，聚焦长期目标。

压力和疲惫感会消磨自控力，人在压力大和疲惫的时候很难自控，因此，决定减肥时应尽量早睡。毕竟"自控力"是耗费热量的，大脑需要热量做不情愿的事或有难度的事。如果一个人缺觉，就会缺乏这种热量。睡眠好的人精力充沛，减肥计划会变得更容易。在生活、工作及减肥行动中，可以尝试用下面的方法使自己保持放松状态。

想象

想象一下自己瘦了的样子，即通过在脑海里描述自己优秀的一面来进行自控。

按摩

紧闭双眼，用自己的手指用力地按摩前额和后脖颈处，有规律地向同一方向旋转。

腹部呼吸

平躺在地板上，身体自然放松，紧闭双眼。用鼻子吸气，腹部鼓起；然后紧缩腹部，用口呼气（呼气过程约8秒钟），不能中断，最后放松，使腹部恢复原状。正常呼吸数分钟后，再重复这一过程。

冥想

衣着宽松，舒服地坐下或平躺，闭上双眼，然后清空思绪。将思想集中在胳膊上，反复对自己说："我的胳膊很热、很沉。"直到你真的觉得它们很热、很沉，然后将冥想应用于身体其他部位（面部、颈部、手、胸、腹部、背、腿和脚），直到全身放松。

呼吸

进行浅呼吸，慢吸气、屏气，然后呼气，每阶段持续8拍。

唱歌

闲暇时放开你的歌喉，因为大声唱歌需要不停地深呼吸，这样可以得到很好的放松，使心情愉快。

需要减几斤，
清晰的目标很重要

如何有效制定目标：从微小行动开始

保持合理的期望值

减肥过程中常出现期望值过高。减肥一般遵循"调整食谱、限量进食、适当运动"的原则，做到饮食控制和适量运动，体重也只能相对减轻。合理减肥需要每个人根据自己的体质、年龄、骨架大小、健康状况等具体条件，制定合理的目标。

将目标分为 3 阶段走

为了避免期望值过高，可以制定一些阶段性的目标。当达到一个小目标后，会增加减肥的信心和勇气。将目标拆解成一个个的微小行动，分成初期、中期、后期这三个阶段来执行。

初期	马上行动，一定要微小，比如少吃一块肉、提前一站下车走回家。

中期	养成习惯，一定要坚持足够长的时间，直到你完完全全地养成习惯。一旦养成好习惯，就克服了肥胖的根本原因，这样才能长期保持健康和美丽。

后期	主要靠习惯驱动行为，可以逐渐更严格地控制饮食，适当增加运动量及动作的难度。

体重减轻 5% 就好

有些人会陷入这样的误区：看到电视上的明星，动辄一减就是几十斤，会觉得自己减得永远不够。其实，研究表明，肥胖人群只需减重 5%，就能显著提高身体对胰岛素的敏感性，改善胰岛细胞功能，从而降低患糖尿病和心脏病的风险。

别空有想法不执行，减肥要从此刻开始

减肥目标具体了，那么改变不需要等待。现在就可以开始行动，扔掉手边的高热量高糖零食饮料、慢慢增加运动、少点外卖、早睡早起、每天早起称量体重、记录减肥日志、加入减肥群／跑圈……

减肥要趁早

25岁时，人体的基础代谢率达到顶峰，过了25岁后，每10年人体的基础代谢率会下降2%～5%。就是说，35岁的你和25岁的你比起来，即使每天吃同样热量的食物，也会更容易发胖，因为每天身体消耗的热量比年轻时少。所以，减肥要趁早，要在年轻的时候就养成健康的生活方式，提高身体的基础代谢率。

带着平和的心态开始减肥

有些人渴望减肥以后相亲、找新的工作，甚至开启全新的人生。但是，减肥的迫切心情和怎样提高减肥成功率是两个问题。先理顺自己的生活，让居所环境清洁整齐，生活更有计划、有规律，心态更积极平和，这样有助于减肥成功。

加入减肥群、跑圈，找到同伴一起进步

改变生活方式知易行难。饮食、运动、生活、心理调节等有很多琐碎的细节，这时候同伴的支持和经验分享特别重要。

谨慎开始，争取一次成功

年年减肥年年肥，日日称重日日重。随便尝试、草草收场的减肥，折腾一轮很可能伤身又伤心。建议减肥者一旦开始，就坚持到底直到成功。

敲黑板 陈伟有话说

减肥第一个月，建议专人监督

其实减肥说开了，就是"管住嘴、迈开腿"，但做三四天容易，坚持一个月难，把它当成一年甚至几年的习惯更是难上加难，特别是起始阶段，除了生理反应，还要迈过心理抗拒这个难关。肥胖的人推荐通过专业化的管理，包括医学专业人员给出治疗、运动方案，运营专员负责监督管理每周的饮食运动情况，并给出合理建议，必要时还有心理干预，全方位完成科学减肥管理。建议减重人群在头一个月找专人监督，进行专业科学的减肥管理。

减肥，只需每天改变一点点

烹饪方法改变一点点

很多减肥的人，不懂得如何正确选择食材和科学烹饪，不知不觉就吃进过多热量，导致减肥失败。这里教你烹饪的一些小技巧，让你减肥事半功倍。

使用低脂烹调用具

善用不粘锅、微波炉、烤箱、焖烧锅、炖锅、电锅等，这些锅具在烹调时并不需要太多的油。如果偶尔想吃点油炸食物时，盛装的盘子上最好先放几张吸油纸（如果没有专用的吸油纸，用厨房纸巾替代也可以）。

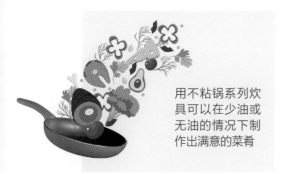

用不粘锅系列炊具可以在少油或无油的情况下制作出满意的菜肴

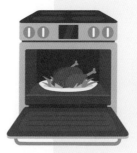

用烤箱烤鱼或烤肉时，可在盘底铺上吸油纸，可吸去溶出的油脂，从而降低食物中的热量

烹调前去掉皮、肥肉等

肥肉尤其是家禽的外皮通常含有较多的脂肪，如果在烹煮前去掉外皮，就可以减少脂肪的摄入。另外，在烹调猪、牛、羊等红肉前，可先用尖利一点的刀子将可见的肥肉、肥皮去除，同样也能减少脂肪摄入。

用炖、蒸、氽、拌等烹调方法

在日常烹饪方法中，油煎、油炸、焗、红烧、爆炒等耗油较多；而炖、蒸、氽、拌等烹调方法，一般用油量较少，有的可完全不用油，同样能使菜肴味道鲜美。例如，清蒸鱼，仅放少许油，味道就非常鲜美。凉拌海带、黄瓜等，只要把其他调料配好，不放油或仅滴几滴香油即可。

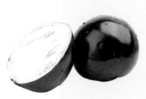

茄子易吸油，烧茄子时将茄子直接入油锅烧炒会消耗大量的烹调油，如能将茄子切好后上笼屉蒸几分钟再烧，不仅省油低脂，而且味道好

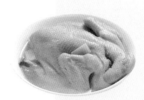

鸡在烹制前，需要用热水焯一下，使表面脂肪油浸出，这样既能使鸡皮光滑不破裂，又能去掉鸡肉的腥味

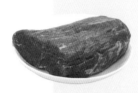

将瘦肉放入沸水锅中焯一下，使肉中的不可见脂肪部分溶解出来，经过去脂后的瘦肉可直接拌入调料食用（热拌）

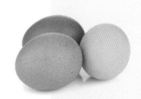

煮鸡蛋时应先把鸡蛋放在冷水中，大火煮开之后，马上转小火，四五分钟之后关火，用余热把鸡蛋闷熟

以水代油烹饪法

以水代油烹饪法简称"水滑法"，将它运用于副食烹调中，有助于降低菜肴制品的脂肪含量，减少营养素的损失，符合色香味俱全的要求。

具体做法是：将加工成一定形状的主要原料，附加一些其他原料上浆后放入开水锅中焯一下，加工成半成品。例如炒肉丝，将肉丝加入少量盐、料酒、葱姜汁、鸡蛋清、水淀粉拌匀。锅内加水煮沸，把肉丝均匀地撒入（注意别互相粘连），待肉丝八九成熟呈白色时捞出，放入冷水中浸凉，再沥干。然后将锅内放少量油、葱、姜丝炝锅，加入黄瓜、冬笋丝，再倒入滑过的肉丝颠炒几下，加盐炒匀出锅即可。

食材切成大块烹饪

鱼、肉、菜切成大块烹饪时一般吸油少，而切得很细小吸油量自然多了，吃下去后摄入的热量就会很高。所以少吃油的一个关键是要注意刀工不要太细。

高汤去除浮油

像红烧肉、粉蒸小排或以肉类或骨头所熬出来的高汤都会有油脂溶出。教你一个小妙方：在烹煮后先将汤放在冰箱冷藏一夜，等到油脂浮出凝固后，去除上层浮油，就可以减少油脂的摄入量了，炖、卤肉类也可用同样的方法。

饮食习惯改变一点点

健康的饮食习惯不仅有助于减肥，对身体健康也有好处，让人受益一生。一旦建立良好的饮食习惯，并持之以恒，就会发现身体在改变。

让口味变得清淡

1 减少摄入盐的技巧，学习量化。使用限盐勺罐，逐渐减少每日用盐量。

2 酱油里边也隐藏着盐分，在使用的时候要注意用量，并同时减少食盐的用量。同理，烹饪中如果加入豆瓣酱、番茄酱等调料，更要相应减少盐的用量。

3 做拌菜的时候，可以适当撒入一些核桃碎、花生碎等果仁，这样既可以增加风味，又能缓解少盐的清淡。

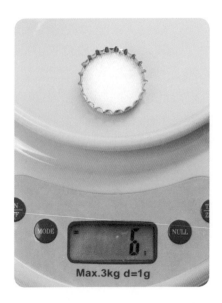

家庭烹调食物要用专用的"盐勺"，1勺盐大致是2克。每人每天6克（将啤酒瓶盖中的胶垫去掉，一平盖正好是6克盐）即可，即3勺，每人每餐1勺即可。使用专用"盐勺"长期坚持，是可以把口味变淡的，但是这个过程需要慢慢形成习惯

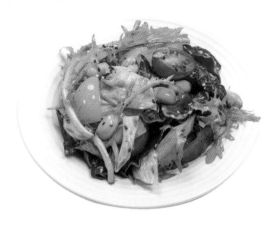

根据《中国居民膳食指南（2016）》的建议，每人每天烹调用油量为25～30克。过量摄入油是造成中国居民摄入脂肪过多的一个主要原因。指南中还建议：应经常更换烹调用油的种类，食用多种植物油。比如，亚麻子油味道不佳，单用时口感不怎么好，如果和香油按1：1混合，拌出来的菜不仅味道较好，而且更有营养；花生油耐热性较好，适合用来炒菜；大豆油、玉米油、葵花子油等难以凝固，耐热性较差，适合做炖、煮菜。

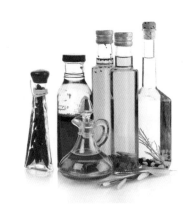

细嚼慢咽享受每一口食物

细嚼慢咽不单是一个好习惯，也是减肥、养胃的小秘诀。一口咀嚼20～30下，不但可以获得饱腹感，更可以体会到吃的趣味。

可以每吃一口饭就放下筷子，集中注意力在嘴巴的咀嚼上，慢慢地咀嚼次数，1、2、3……18、19、20，在心中默默地数。这需要耐心，每数一下嘴巴就要跟着咀嚼一次，一直到数完才可以吞下嘴巴里的食物。平时吃饭快，刚开始时会有些不习惯，万事开头难，多练习几次，再想一想快要苗条的自己，渐渐就能习惯这样的吃饭速度了。

增加仪式感

减肥的日子并不是一味地叫苦连天。相反，我们更应该尝试一些"新鲜感"和"多样性"，在吃饭的时候增加仪式感是一种好的方法。为什么"网红"拍摄的食物即便是黄瓜沙拉，看起来也很好吃？因为附加了新鲜、色彩（如加上一点番茄和南瓜子）、精致生活（如餐具和背景），在吃健康食品的时候不妨也给自己增加一些精致，或者增加一些选择（比如加一点亚麻子油），这会让减肥生活感觉也很幸福。

敲黑板
陈伟有话说

"彩虹饮食"既美味又减肥

1. 同种蔬菜混合炒：把烹炒时间相同、口味相似或互补的蔬菜同炒，可使混合后的蔬菜色泽鲜艳，且富含多种营养素，鲜嫩清淡、美味可口。

2. 新鲜蔬菜拼冷盆：只需将原料洗净用开水稍烫后铺在大盘子里，再配置一些蘸料就可以了。这种做法很好地保存了蔬菜原有的营养素及其天然活性成分。

饭前喝汤、吃水果

中国人习惯饭后喝汤和吃水果，其实是不好的习惯，这样能把胃撑大，如果将喝汤和吃水果放在饭前进行，用餐时就可以少吃一点。

饭前喝汤，喝多少、何时喝，这些都是有讲究的。一般中、晚餐前以喝半碗汤为宜，而早餐前可适当多喝些，因为经过一夜睡眠后，体内水分消耗较多。喝汤的时间以饭前20分钟左右为好。总之，喝汤应以胃部舒适为度，切忌饭前饭后"狂饮"。

水果不要和正餐合吃，可以在餐前1小时吃，或者放在两餐之间作为加餐吃。对于减肥者来说，把水果放在餐前吃，有利于减少正餐的饮食量，也可以摄入多一些膳食纤维、钾等营养素。

吃丰富的早餐

吃丰富的早餐不仅可以避免午餐前过分饥饿，而且还能调节人体的新陈代谢。如果不吃早餐，人体就不能提供足够的热量来消耗体内的脂肪，这对减肥也是不利的。

一顿早餐若能囊括一份全谷类主食、一份蔬菜、一份水果、1个鸡蛋，就是"营养充足的优质早餐"。这样的早餐富含膳食纤维，不仅能增加饱腹感，脂肪含量还很低，对身体健康大有益处。

需要提醒的是，常有人早餐不吃谷类主食，用"牛奶加鸡蛋"来代替，却不知这种搭配虽然蛋白质含量很高，但缺少碳水化合物，不利于能量。

聪明地吃零食

如果感到饥饿，也可以吃点零食加餐，但零食的热量别忘了算到一天总热量中。至于零食，可以选择低糖水果（如草莓、猕猴桃、桃、李、柚子、樱桃、青苹果、梨等）、酸奶、低脂牛奶、坚果、小片饼干等作为热量补充。

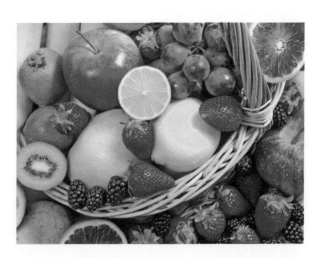

生活方式改变一点点

忙碌了一天，晚上吃顿好的、好友相聚撸串涮火锅、抱着零食看电视停不下来……这些不是犒劳，是伤害。减肥不是短期忍耐之后重新开始大吃大喝，而是永远关闭这个模式。在减肥一开始，就要在心理上告别不健康的生活方式。

将饮料替换为白开水

含糖饮料、含糖咖啡、果汁等都含有很高的热量，应不喝或少喝，白开水才是减肥者最好的饮料。白开水不仅解渴，而且可以促进新陈代谢。

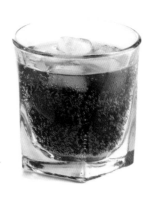

"低糖" 指100毫升饮料中含糖量低于4.5克，即每100毫升饮料由糖产生的热量低于18千卡。

"无糖" 指每100毫升饮料中糖的含量低于0.5克。

多喝"低糖"或"无糖"饮料与多喝普通饮料一样可以引发各种健康问题。一旦养成了喝饮料的习惯，口味就会变得越来越重，减肥成功只会遥不可及。

根据《中国居民膳食指南(2016)》推荐，每人每天应该摄入1500 ~ 1700毫升水，推荐饮用水或茶水。饮水的最佳时间是两餐之间及晚间与清晨。晚间是指晚饭后45分钟至睡前一段时间，清晨是指起床至早饭前30分钟。每次喝水最好小口小口地喝，频率最好能保持与心跳频率（成年人心跳为70 ~ 80次/分）相近。另外，饭前喝一杯水对产生饱腹感很有帮助。

别坐着，能动就动动

我们每个人的身体不是为了终日坐在电脑桌前或者电视机前而设计的，是为运动而生的，很多超重的人就是没有充分运动。

想要充分运动不意味着必须得参加一整套累人的运动计划，也不意味着必须要慢跑多少公里数。它是要求你尊重自己的身体，为达到目标而做的一点点改变。

其实，一些简单的日常行动对于减肥也发挥着至关重要的作用。非锻炼活动产热，就是人体每次站起来从事其他活动时，都会消耗一些热量。

为了增强非锻炼活动产热的效果，需要做到下面几点：

能站着就不要坐着。平均每天少坐 2.5 小时，能消耗 150 千卡热量。任何时候都软绵绵地坐着，这样会造成脂肪堆积，形成多余的赘肉。

尽量多活动，比如每一次打电话的时候，站起来，来回踱步。复印文件的时候，可以放松脖子和肩膀肌肉，有节奏地转动头部、伸展四肢。也可以散着步去买菜，骑车去上班。

在购物时，要先围着商场转上几圈，然后再开始买东西。

看电视或者玩手机时，坐在一个健身球上，不断摇动球体。

记下自己的进步

计步器、心率监控器和秒表能够帮助你详细地记录自己跑了或走了多远、多快，燃烧了多少热量，对比之前的自己，一点一滴的进步会给你带来成就感。不妨用这些工具或 APP 手机软件来挑战一下，帮助自己保持运动量。

多穿休闲服装

研究发现，穿着牛仔裤、运动衫或者软底平底鞋会比穿高跟鞋和裙子消耗的热量更多，为什么呢？因为休闲服装会让人更愿意走路，走的路多消耗的热量也会更多。

敲黑板
陈伟有话说

减肥生活需要"斤斤计较"

一个简单的食物秤，一个有刻度的杯子，一张小小的标签，可以帮助减肥者大致了解自己选择的食物情况。做饭前，称一下食物的重量；选购食品时，认真阅读包装上附有的食物重量、营养成分、添加剂成分等信息；给家里的米缸、油桶、各类调味瓶贴上标签，记录开启食用时间等。留心这些生活细节，会让你减肥生活变得井然有序。

一辈子就减一次肥

增强信心，打打"心理战"

减肥需要科学的方法，除了控制饮食、合理运动以外，"心理减肥"也很重要，要给自己积极的心理暗示，从而乐观地坚持执行计划，以取得良好的减肥效果。

积极的心理暗示很重要

在体重缓慢下降的过程中，之所以能够坚持下来，在于积极的态度：它不是一个长期的任务目标，而是需要我们一生享用的健康生活方式。不能因为体重下降缓慢而感到焦虑，短时间内不要奢望效果明显，要这样来想：至少我现在的体重正在减少，而且没有出现反弹。

每天一点正热量

每天告诉自己新的一天到了，离目标越来越近了；看看那些减肥成功的人士，告诉自己只有坚持不懈，才能跟他们一样穿好看的衣服、秀纤细的身材，拥有更迷人的笑容。不断鼓励自己，适时奖励自己，如此坚持下去的动力会更充足，减肥计划自然会走得更长远。

树立对自己的责任心

这里说的"责任心"，其实就是减肥过程中自己的决心和意志力。自己必须为自己的健康和体态负责，要学会控制行为，不为自己找借口。

因为减肥确实是"说说容易做起来难"的事情。在这个过程中，家人、朋友可以给予支持和鼓励，理疗师、健身教练也可以提供技术上的帮助。

切勿自暴自弃

平台期是很多减肥人士的噩梦，感觉自己不管怎么努力，体重却始终保持不变，甚至更胖。于是，便认为是又一次的减肥失败，开始自暴自弃。其实，平台期在减肥期间很常见，只要平台期坚持锻炼，合理安排饮食，很快就会过去的，只有坚持不懈才会越来越瘦。

你瘦了，世界才会更丰盈

世界上最美的情话不是"我爱你"，而是"你瘦了"。减肥成功后，能带给我们身体到心理的双重健康，从而越来越有信心面对自己、面对生活。

变得更自律

减肥需要自律，有可能贯穿一个人的一生，需要出现在每时每刻。就像有些人可以几十年如一日地精选饮食、按时作息、积极运动，用极强的自我约束力管理好身材，以最良好的生活状态向他人展示自己的魅力，这就是一种成功。

无论男女老少，让自己的身材几十年变化不大，更多地取决于是否有足够的毅力。一般来说，减肥成功的人，有更正向的态度，更丰富的知识，更强的自控力，因此也更容易做到他人难以做到的事。

学会爱自己

减肥这件事，你得学会相信自己，更重要的是要学会爱自己，爱到每天都要对镜子中的自己说，"你变得这么好看，可不能再胖了"。

《少有人走的路》中概括了人们一直以来苦苦追寻的自律本质，"对自我价值的认可是自律的基础，因为当一个人觉得自己很有价值时，就会采取一切必要的措施来照顾自己。"自律的本质，就是爱自己。

拥有健康的财富

世界卫生组织指出：对人类来说，21 世纪最可怕的不是艾滋病、核武器，也不是瘟疫、癌症，而是不良生活习惯。减肥养成的好习惯是健康的"银行"，人们可从"健康储蓄"中获利而享受终生。

减肥案例

25 岁的舒婷，在那个最最美丽的年纪，认认真真地看着镜子里的人，对那个体重正在急速飙升的自己说："不该这样，你本可以是个更好看的人。"经过两年半的努力，她终于瘦了，接下来她想 4 个月练出马甲线，拍一套写真，作为 28 岁的生日礼物。是的，她的目标感越来越强了，执行力也越来越好。"每天下班后跑步"的自律生活，让她比原来多了一种选择。这个选择就是把她从纠结去哪间餐馆、哪里逛街的游移不定里拉出来……是的，她更喜欢现在的生活，也更喜欢现在的自己。

专题 肥胖的人为什么容易打鼾，如何安眠

打鼾是睡眠过程中，由吸入的气流引起鼻咽部和口咽部软组织的振动而产生的声音。在医学上，对于偶尔发生的且无明显憋气（呼吸暂停）的打呼噜称为鼾症（打鼾），而对于经常发生的打呼噜且伴有憋气（呼吸暂停）者，称为"睡眠呼吸暂停综合征"。医圣张仲景就指出"身重，多眠睡，鼻息必鼾"。肥胖不但使打鼾加重，而且打鼾本身也可以引起全身的脂肪代谢紊乱，反过来又会加重肥胖。

减肥是预防和治疗打鼾的重要手段

一般来说，打鼾者大多肥胖，因此减肥是第一要务。一定要注意清淡饮食，减少体内钠离子吸附水分，以达到减肥、止鼾的目的。还应合理运动，如快走、打太极拳、跳舞等，可以帮助维持全身及头颈部肌肉的张力，以避免松弛的呼吸道造成振动而产生的呼噜。

打鼾者改善睡眠的方法

1.轻度打鼾，要调整睡眠姿势或体位。如改仰卧（仰卧时，舌根后坠，容易造成肥胖者呼吸堵塞）为侧卧，垫高枕头抬高上半身等。

2.睡前进行鹅卵石热水泡脚（不适合有脑血管疾病者）。选择圆滑、大小相近的鹅卵石泡脚。泡脚用的水应该保持在 45℃ 左右，水深至少要超过踝关节，脚在鹅卵石上均衡地踩踏，浸泡20 ~ 30 分钟。这样做有助于安神助眠。

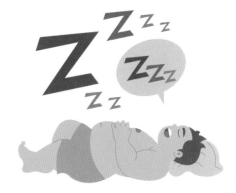

如果一周之内有 5 天都打鼾，且发展为大声的、断断续续的间歇性打鼾，那么就应警惕。鼾声越大，发生呼吸暂停的可能就越大

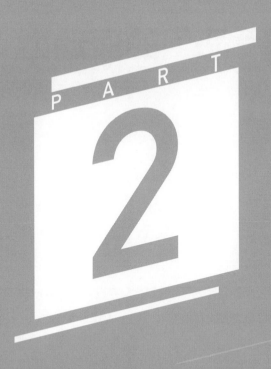

PART

2

不挨饿，
才能成功减肥

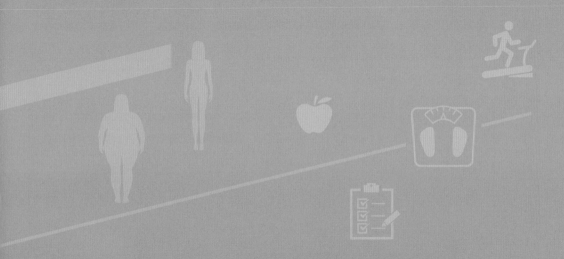

"饿"是"恶"的原动力

想减肥，就要控制吃的冲动

控制饮食、减少热量摄入是减肥的重要环节。可是，有的人管不住自己的嘴巴，一碰到好吃的东西，就忍不住想吃，结果嘴上喊着减肥，却越减越肥。那么，有没有什么方法能控制想吃的冲动呢？

尊重自己的选择

建议减肥的人应该多多倾听"身体的声音"，不要否定自己的喜好，可以把自己能接受或喜爱的健康食物放入饮食结构中，调配出适合自己的均衡营养餐。这样吃可以满足口腹之欲，让心情轻松快乐，当内心处于满足状态时，饭量会在无意识中自动调整到一个很正常的范围，体重也会因此变得最为适中。

理性地去选择和判断

人们习惯于把食物分为"好"和"坏"，这主要是取决于你是怎么认为的。如果你认为低脂是健康的，就容易选择"低脂"为卖点的食物，还有"有机""绿色""天然"等这些广告语，让人以为是健康的，就给了自己"道德许可"，觉得要多吃，这就容易导致热量摄入过多。

最好的做法是用客观的、可衡量的标准来评判食物，比如热量、重量、脂肪含量、添加糖等的含量，不把目光完全集中在那些宣传广告语上，而是放在客观的营养成分表和配料表上。

在家吃饭找个"监督员"

应尽量避免自己单独进食，最好和家人或朋友一起吃。在亲朋好友当中，"聘请"几个对自己有影响的"监督员"，让他们能及时提醒你是否吃过量，还能在你快要放弃的时候鼓励你，既不会让你饥肠辘辘，也不会让你敞开肚皮吃。

在外应酬管住嘴分三步走

对于有应酬的上班族，应做到以下三点：

1 你必须要做到心中有数，知道哪些是该吃的，哪些是不该吃的。

2 人一定要学会自制，对于不该吃的食物要尽量少吃，但不代表着绝对不吃。

3 采用一些相对健康的吃法，比如可以先在酒桌上有意识地先吃一点青菜，然后再喝一点汤。最后再吃一些高脂类的食物，把高热量的食物放在后面吃，也有助于维持体重。

学学转移法，摆脱强烈的食欲诱惑

当你无法摆脱强烈的食欲诱惑时，不妨运用转移法。转移法即把注意力转移到另一个具有吸引力的东西或某一项活动上去，也许能够熄灭这种反应，使你"拒食"。可以在产生食欲时出门打球、散步、看电影，或者喝一杯水、咀嚼一些低热量的食物，如黄瓜等。

转移法的效果取决于转移对象本身所具吸引力的大小，所以要根据自己的爱好适当加以选择。所选事物吸引力越大，兴趣转移得越快，效果越好。

控制环境因素法，不让陋习重演

控制环境因素法是说如果经常在一个特定的环境里吃东西，比如边看电视边吃，久而久之，不管饥饿与否，就可能养成一看电视就想吃东西的习惯。还有的上班族如果手边没有吃的东西，心就静不下来。因此，会买很多食物贮存起来。为自己制订严格的就餐计划，只在一定的地方、一定的时间内就餐。

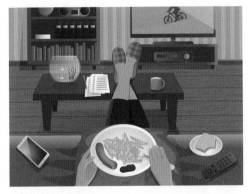

将以前的习惯慢慢改变，例如看电视时如果想吃东西，不妨尝试着站起来活动一下身体

敲黑板 陈伟有话说

拒绝压力带来的暴饮暴食

很多人面对压力时，都会不由自主地选择"吃"来宣泄，一旦感受到压力，就会暴饮暴食……所以，当压力袭来，想大量吃东西的时候，不妨出去走走，多接触阳光、呼吸新鲜空气，使身心得到放松，进而赶走压力。

反弹的根源是不断抑制食欲

节食是一种快速减肥法。任何一种声称快速减肥的方法，要么是有损健康的，要么是容易反弹的。所以在选择之前务必仔细斟酌，无论做什么事情都是：一分耕耘，一分收获！减肥也是如此。

节食带来哪些危害

肝损害

由于大大控制了碳水化合物的摄入，机体会发动"脂肪动员"大量分解脂肪提供热量，脂肪代谢产生的大量游离脂肪酸有肝脏毒性，因此那些每月过度节食的人容易查出转氨酶升高，有些人甚至出现了幻视、幻听。

体重快速下降

在减重初期，减肥者能够享受到体重快速下降的快乐，但是随着时间流逝，身体可能出现各种不适，也会较快地遭遇平台期，变得焦虑、沮丧，最终放弃。经过一段时间的放开吃喝，体重与斗志皆有回升，开始下一轮饥饿减肥。减重时一般同时减少脂肪，反弹时脂肪增加更加迅速。减重——反弹折腾一轮，与起步时相比，即使体重相同，减肥者往往变得更胖（脂肪率更高），体质更虚（瘦体重减少），并且体重忽上忽下不停波动，心血管病风险更高。

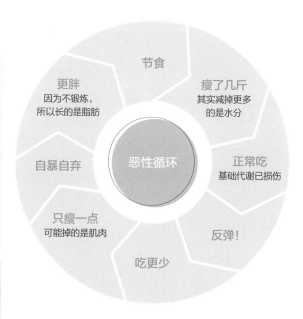

减重维持 6 年不反弹，才是"长治久安"

约 90% 的人在一年之内都出现了或多或少的体重反弹情况。原因就是饮食行为没有常规的进行管理，甚至有些人有一个误区，觉得反正也得反弹，干脆就多减点，还能少反弹点。实际上，从这个角度来讲，减得越多，反弹得越狠。因为身体有记忆，能够记住自己的体重，必须通过持续不断的生活方式的改变，一般减重维持 6 年不反弹，才能够让体重真正的"长治久安"。

不挨饿的减肥法更易于执行

生活经验是这样告诉我们的：因为吃多了，所以变胖了，反之少吃就能瘦。因此，古今中外"饥饿"永远是减肥中被普遍采用的减肥法。很多人认为节食尽量少吃食物，这样就可以让自己瘦下来。貌似有道理，但我们的身体是个很复杂的系统，一顿不吃都饿得慌，天天少吃食物，绝大多数人都坚持不下来！长此以往会使身体的各项功能受损，一旦恢复饮食，必然会反弹。所以此种方法已经被大家逐渐摒弃了。那么，究竟应该怎样做才能既不挨饿，还能减肥呢？

控制热量，而不是控制食量

"控制热量"和"控制食量"不一样吗？当然，简单来说，相同体积的一块精瘦肉和一块肥肉脂肪含量肯定是不一样的，同样一碗米饭和一碗粥的热量也是不同的。但它们在胃里占据的空间都差不多，我们把食物吃到肚子里的满足感也差不多。因此，这就要求我们在减肥的时候会挑选食物，让自己既能吃饱，又不会增加脂肪摄入。

吃饱了再减重

需强调的是，减重中的"控制饮食"指的是控制饮食行为，并不是单纯地控制量，换句话说，就是"吃该吃的东西，不吃不该吃的东西"。

"吃饱了减重"更多的是保证减肥者有充足的饱腹感，营养师为减肥者提供的餐谱，也都是饱腹感强、热量低、占肚子的食物。因此一些人在进行医学减重时会发现，虽然比平常吃得多，但高热量、高脂、高糖、高盐的食物是一点都不让吃的。

敲黑板 陈伟有话说

"慧吃慧动"，健康体重

目前，在医学界推荐三种饮食方法：第一种就是限热量平衡膳食法，第二是轻断食法，第三是高蛋白法。减肥因人而异，减肥方案也要个体化订制。设定了饮食方式，还必须要配合运动。"慧吃慧动"的"慧"也体现在这里。

循序渐进地改变饮食习惯

大多数人发胖的原因都是不良饮食习惯导致的，但饮食习惯也不是一两天就能改变的。这需要我们有方法、有目的、有针对性地设置计划，而且这种计划应该是长久性的，可持续性的。即使减肥成功，这种饮食方式也是对我们的生活有利的，也是一种良好生活方式的调整过程。

怎么对抗大脑产生的饥饿感

从生理上讲，饥饿是整个身体的综合体验，是体内热量正在减少、不足的信号。研究发现，来自消化器官的信号以及脂肪细胞发出的信号共同汇集到大脑的一个区域——下丘脑，这里是控制人体进食行为的"塔台"。如何处理饥饿感是能否成功减重的关键。

饥饿感≠食欲

食欲是指对某类食物的偏爱或厌恶，是一种心理上的状态，受感官和情绪影响非常大，也与生活习惯或生活经验有关。

很多时候，你是因为无聊、生气或沮丧而产生食欲，并不是真的饥饿了。减重时总是感觉饿，原因很可能是由于饭菜单一，缺少产生饱腹感的蛋白质或膳食纤维等，或者是身体缺水、睡眠不足造成的。想要对抗大脑产生的饥饿感，就要采取一些有效措施。

蛋白质——饥饿的克星

相比碳水化合物或脂肪，蛋白质更能消除饥饿感。蛋白质的消化时间较长，给人持久的饱腹感，它还会影响大脑化学物质，能帮助人们获得满足感、保持思维敏捷。蛋白质可抑制促进脂肪形成的激素分泌，减少赘肉产生。所以，每餐都适量地加入一些富含蛋白质的食物，也是能让你减肥成功的好习惯。

吃对主食不容易饿

不要执着于精白米面做成的主食，要多多考虑淀粉的来源，让自己选择营养价值更高、血糖上升更慢的食物来补充碳水化合物。因为只有这样的淀粉类食物，才能有更好的饱腹感。

研究表明，用淀粉豆类代替一部分精白米面，可以帮助提高饱腹感。比如，喝一碗白米粥，不到2小时就会感到饿，而同样一碗红豆、燕麦煮的粥，却能坚持4小时不饿。

少食多餐，稳定血糖水平

血糖下降会导致饥饿感剧增，而少食多餐有助于血糖水平始终保持稳定。

减肥者可以一日5餐，5餐的热量摄入在一天中的占比可以分为早餐20%，中餐和晚餐各30%。此外的两次加餐，热量占比各10%，比如西瓜、黄瓜、菠萝、草莓等富含水分、膳食纤维的水果是加餐的好选择，能有效充饥。此外，晚上8点后，尽量不吃碳水化合物，避免血糖升高、脂肪堆积。

运动之后的疲劳感不是饥饿感

很多减肥者在运动之后会感觉疲劳，误将疲劳感混同饥饿感，然后大吃一顿。其实，运动之后的疲劳只需要补充一些特定的营养即可，比如：

1 选择去皮鸡肉或豆制品，其中的蛋白质能够补充运动过后肌肉所消耗的热量。

2 选择糙米或其他全麦谷物。

运动过后正确地选择饮食，会让身体热量更快地得到恢复，并且能够更长时间地对抗饥饿感。

补水有助于控制饥饿感

体内缺水常常会让人混淆饥饿感和干渴感，很多时候你觉得饿，可能是因为体内缺水所致。所以，当想要吃东西的时候先喝一杯水，再等10～15分钟，这样就能判断出是口渴还是真的饿了。

敲黑板
陈伟有话说

全麦面包怎么选购

1. 看配料表。排在第一位的应该是全麦粉，有的面包可能是小麦粉加全麦粉（或加麸皮），实际上真正的全麦面包一定要包括小麦的谷壳、麸皮以及胚乳和胚芽，三部分齐全的全麦粉才是最为合格的全麦面包的制作原料。

2. 观颜色和麸皮。一般来讲，全麦谷物在研磨完之后的颜色是棕褐色的。另外，全麦面包可以清晰地从面包上看到均匀分布的小颗粒状麸皮。

3. 尝口感。粗粮食品在吞咽时不易下咽，全麦面包也有这种特点，因为麸皮是不可溶性膳食纤维。有的全麦面包颜色呈棕褐色但是口感细腻，往往是其中添加了焦糖色素，以此"冒充"全麦面包。

知"己"知"彼",才能减肥成功

热量的源头:三大营养素要分配好

人体各种生理功能的正常运转,主要靠蛋白质、碳水化合物和脂肪这三类营养物质提供热量。而身体消耗这些热量的顺序,是从碳水化合物开始,接着是蛋白质,最后才会动用脂肪这个库存。对于减肥者来说,这三大营养素应该怎么科学分配呢?

美国农业部(USDA)给出了三大营养素每人每日摄取量的标准:

碳水化合物 45% ~ 65%,蛋白质 10% ~ 35%,脂肪 20% ~ 35%

虽然这个标准是美国的,但对于中国减肥人群也同样适用。只要摄入量在这个区间内,都是健康的。

假如:黄先生一天摄取 1600 千卡的热量,那么:

碳水化合物的摄入量 1600×50%÷4(每克碳水化合物产热 4 千卡)=200 克

脂肪的摄入量 1600×30%÷9(每克脂肪产热 9 千卡)=53.3 克

蛋白质的摄入量 1600×20%÷4(每克蛋白质产热 4 千卡)=80 克

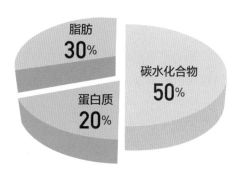

一般减肥人群可参考这个比例分配

比例可以适当调整

想快速减脂	可以把碳水化合物、脂肪摄入量调低,蛋白质比例调高,也就是碳水化合物 45%,蛋白质 30%,脂肪 25% 即可。
想巩固增肌	需要碳水化合物转化成糖原促进肌肉生长,还需要蛋白质合成肌肉,所以可以调整为这样一个比例:碳水化合物 60%,蛋白质 20%,脂肪 20%。

敲黑板
陈伟有话说

三大产能营养素的秘密

1. 当热量摄入超过消耗,不论这些多余的热量是来自脂肪还是来自蛋白质或碳水化合物,都会转化成脂肪堆积在体内,从而导致肥胖。

2. 当膳食中热量供给不足时,机体首先要消耗糖原对大脑供能,当糖原少到不足以供能,脂肪和蛋白质才双双登场。

说说其他营养素

严格说来，肥胖是脂肪类或碳水化合物食物太多，而膳食纤维、B 族维生素、维生素 C、钙、镁、铁等营养成分摄入不足造成的。记住，减肥期间补足这些营养素，能够使你的身体变成一部燃烧热量的高效机器。

膳食纤维 ｜ 脂肪的催化剂

膳食纤维本身不产生热量，却能吸水膨胀，增加食物的体积，进食后让人有饱腹感，有助于减肥者有效地控制饮食。而且，膳食纤维可减少部分糖和脂质的吸收，使体内脂肪消耗增多，能够辅助减肥。

主要来源： 全谷（如糙米、糠皮、燕麦麸、小米、黑米、燕麦片、全麦粉等）、杂粮（如黄豆、红豆、绿豆、黑豆、芸豆、豌豆等）、蔬果等食物中。另外，薯类和海藻类的食物也含有膳食纤维，如土豆、红薯和裙带菜等。

摄入举例： 每天都要保证全谷杂粮的摄入，可以制成混合主食。例如，早晨吃全麦面包加水果，中午吃豆类和高纤蔬菜，晚餐燕麦粥或豆粥。

注意提醒： 为了防止补充膳食纤维所产生的不适感，如胀气、身体肿胀等症状，应当本着循序渐进的原则，并且还要多喝水。

B 族维生素 ｜ 热量释放的助燃剂

B 族维生素以辅酶的身份参与体内碳水化合物、蛋白质和脂肪的代谢，是"热量释放的助燃剂"。人体一旦缺乏 B 族维生素，运转起来就会力不从心，表现出易疲乏、食欲不振、反应迟钝等不适。

主要来源： 绿叶蔬菜、动物肝脏与肾脏、豆制品、小米、玉米、紫菜、香菇、香蕉、花生等。

摄入举例： 将动物肝脏和绿叶蔬菜一起做，动物肝脏可以用水煮熟，再将绿叶蔬菜焯水，一起凉拌。

注意提醒： B 族维生素是水溶性维生素，淘米时不宜搓洗。煎炸时食物中的 B 族维生素几乎全部被破坏了，所以平时要少煎炸。

维生素 C | 抗氧化、护血管

　　维生素 C 可降低甘油三酯和血液中胆固醇的浓度，减轻胆固醇在动脉壁上的沉积，有助于减肥者的各项血液指标恢复正常。

主要来源： 深绿色带叶蔬菜、瓜类、柑橘类水果、红枣、猕猴桃等。

摄入举例： 在食用番茄、柿子椒等含维生素 C 的食物时，可以搭配富含维生素 E 的食物（如鸡蛋）一同食用，能相互促进吸收。

注意提醒： 烹制蔬菜时宜大火快炒，而后盖紧锅盖稍焖，以减少高温和氧气对维生素 C 的破坏。

食材	维生素 C 含量 / 毫克
酸枣	900
甜椒	72
猕猴桃	62
苦瓜	56
山楂	53
橙子	33

注：每 100 克可食部分含量

钙 | 健骨骼、调血压

　　钙不但能够增强骨骼的密度与强度，而且还能够预防骨质疏松症，对血压也有很好的调节作用。当身体摄入充足的钙时，还有助于脂肪燃烧，故钙对于减肥也很有好处。

主要来源： 奶制品、豆制品、海藻类等。

摄入举例： 酸奶最适合减肥者，酸奶富含益生菌，可以辅助增加肠道内的"瘦菌"（如乳杆菌等），每天 1 ~ 2 杯。有助于减肥，也可以选用低脂牛奶。

注意提醒： 每天晒 30 分钟太阳（可以分 2 次进行），有助于促进钙的吸收。

食材	钙含量 / 毫克
虾皮	991
芝麻	620
海米	555
豆腐干	447
海带	348
素鸡	319
海参	285
叶用芥菜（雪里蕻）	230
荠菜	294
牛奶	104
豆浆	10

注：每 100 克可食部分含量

铁 | 补血、消除身体疲劳

如果感到没有力气去运动，或者在运动时难以完成规定的训练动作，可能患上了缺铁性贫血。这种现象多见于女性减肥者，补铁对于她们恢复体能大有帮助。

主要来源： 动物肝脏与肾脏、动物血、瘦肉、鸡蛋、绿叶蔬菜等。

摄入举例： 一周2次，用50克血豆腐与木耳或粉丝做汤。在烹饪时，一定要把血豆腐焯透、炒熟。动物肝脏一次食用不可过多，以免增加胆固醇的摄入量。

注意提醒： 吃叶菜时，先用开水焯一下，去掉大部分草酸，可以让铁吸收得更好。

食材	铁含量/毫克
鸭血	30.5
鸭肝	23.1
猪肝	22.6
鸡肝	12
猪血	8.7
赤小豆	7.4
山核桃	6.8
小米	5.1
羊肉（瘦）	3.9

注：每100克可食部分含量

镁 | 促进肌肉生长

镁约有80%存在于肌肉中，肌肉是维持镁平衡的重要组织。补镁能促进肌肉生长，防止肌肉抽筋，还能使肌肉和神经放松，消除焦虑感。

主要来源： 粗粮、坚果、绿叶蔬菜、海藻类等。

摄入举例： 镁可以维持身体对钙吸收的平衡。如做碗紫菜虾皮蛋汤，简单又有营养，补钙又补镁。

注意提醒： 吃点瓜子、核桃等含镁、锌的零食，能起到较好的补镁、锌作用，但是坚果热量高，一定要把握食用量。

食材	镁含量/毫克
西瓜子（炒）	448
麸皮	382
南瓜子（炒）	376
杏仁	275
荞麦	258
黑豆	243
莲子（干）	242
榛子（熟）	172
牛肉干	107
木耳菜	62

注：每100克可食部分含量

"高蛋白低碳水" 能成功减肥的秘密

首先读懂"万卡定律"

减肥是一场摄入与代谢的博弈，减肥人群要想凯旋，就要牢记四个字：少吃多动。万卡定律是一个法宝，让那些想要减肥而异常忙碌的上班族、那些正在为减肥而不知所措的人，都有了一个科学有效的减肥方法。

什么是"万卡定律"

在营养学中，有一个著名的减肥宝典——万卡定律。

什么叫万卡定律呢？就是当消耗量和摄入量的热量缺口达到 1 万千卡，就可减掉 1 ~ 2 千克的体重，这就是万卡定律。

举个例子，人体正常每天至少需要摄取 1500 千卡热量。一个 60 千克标准体重的人，在休息时，一天需要 1500 ~ 1600 千卡热量；如果是中等活动量，一天需要 1800 ~ 2000 千卡。对于中等活动量，正常摄入 1800 ~ 2000 千卡的人，如果每日制造 500 千卡的热量缺口，那么连续 20 天，便可以累积到达 1 万千卡的量，也就是能相应减重 1 千克。

所以，其实你只要每天少摄入一点点，在不会感觉到饥饿的前提下，只要坚持，等积累到一万千卡的时候，你的体重自然会降低。

基于"万卡定律"，制订减肥计划

基于"万卡定律"，可以制订你的减肥计划，前提是在安全的模式之下进行，也就是科学营养减重。一般我们给出三个方法："高蛋白，低碳水""5+2 轻断食""限热量平衡饮食"，其实无论你使用哪一种方法，都可以达到减脂效果。但我们可以把三种方法科学合理地结合起来，这样减肥很轻松、不枯燥，还可以轻松度过平台期。具体方法，我们将在后边介绍。

高蛋白饮食饱腹感强

高蛋白饮食就是每天摄入的食物中，有30%是蛋白质，蛋白质含量高能引起大脑产生强烈的饱腹感，避免出现饥饿的感觉。日常饮食中，可以通过喝牛奶、豆浆，吃鸡蛋、肉类等来摄入足够的蛋白质。需要注意的是，肾功能不好的人应慎用。

挑选优质蛋白质

优质蛋白主要来源于鱼虾肉、禽类肉蛋、低脂奶、豆制品。

鱼虾肉

清蒸是少油少盐、健康原味的做法，能保证鱼虾中的营养不容易流失，而且味道鲜美，也容易操作。

鸡蛋

每天1个即可。蛋类的吃法多种多样，带壳水煮蛋、蒸蛋是最佳的吃法，煎蛋维生素损失较大。食用时间最好放在早餐或中餐吃。

禽肉

禽肉各部位的热量和口味不一样，可以根据个人需求来选择。比如鸡腿肉含铁比鸡胸肉多，味道也要比鸡胸肉好，但热量比鸡胸肉高。烹调鸡肉、鸭肉时宜多放蒜，使肉更香更好吃，也不会因为消化不良而拉肚子。

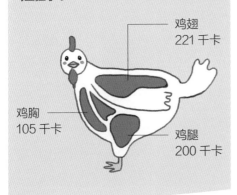

鸡翅 221千卡
鸡胸 105千卡
鸡腿 200千卡

低脂奶

《中国居民膳食指南（2016）》建议每人每日摄入300毫升液态奶，比如：早餐饮用低脂奶一杯（200～250毫升），在午饭加一杯酸奶（100～125毫升）即可。

大豆制品

采用大豆制品替代部分肉类食品，与主食同食，利用蛋白质的互补作用，完全可以解决优质蛋白质的供给问题。《中国居民膳食指南（2016）》建议每人每日要摄入25～35克大豆及坚果类。

大豆25克＝豆浆365毫升＝南豆腐140克＝北豆腐72.5克＝豆腐干55克＝内酯豆腐175克＝素鸡52.5克＝豆腐丝40克

如何简单估算吃多少蛋白质

1 克的肉可不是 1 克的蛋白质，在营养学上：

> 1 份（35 克）豆鱼蛋肉类食物（肉类可选用牛瘦肉、猪瘦肉、鸡胸肉等，鱼类可选用鳕鱼、三文鱼等）中约含 7 克蛋白质
>
> 1 份（250 毫升）乳制品类食物约含 8 克蛋白质
>
> 1 份（80 克）淀粉类食物约含 2 克蛋白质

为了估算方便，以 7 克蛋白质为例，采用手掌估算法估算食物中所含蛋白质的量：

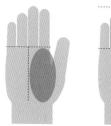 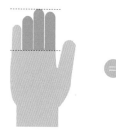

7 克蛋白质

= 一份豆鱼蛋肉类食物

= 约 **3 根手指**大小、0.5 厘米厚度的肉

= 约 **1/2 手掌心**大小、0.5 厘米厚度的肉

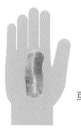 或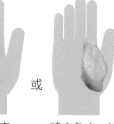

猪肉牛肉　　　鸡肉鱼肉一块
生重 35 克　　生重 35 克

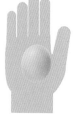 或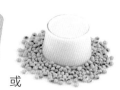

鸡蛋 1 枚　　　豆浆一杯
55 克　　　　　190 毫升

将蛋白质分散在每餐

将蛋白质分散在每餐，比集中于某一餐大鱼大肉或一次大量摄取蛋白质更有帮助。需要提醒的是，增加蛋白质摄入量不是说要多吃肉，像奶制品、豆制品、鸡蛋等，都是优质蛋白质，可以和肉类互换。

三餐	膳食结构	举例说明
早餐	注重奶蛋组合。研究发现，早餐摄取蛋类蛋白质的人，比早餐只吃小麦蛋白质的人更不容易饿	全麦面包（杂粮馒头）+ 煮鸡蛋 + 牛奶 + 蔬果
午餐	注重荤素搭配，荤菜可以相对多点红肉（牛肉、猪肉、羊肉）。素要有绿叶菜等	杂粮米饭 + 香菇蒸鲈鱼 + 猪肉炒胡萝卜 + 拌菠菜豆腐丝 + 紫菜汤
晚餐	注重干稀搭配、颜色搭配，晚餐以清淡易消化为主，但也应该吃一些白肉（鱼虾肉、禽肉等脂肪含量更低些）或大豆制品	小米绿豆粥 + 金银卷 + 西蓝花炒虾仁 + 蔬菜拼盘 + 酸奶

选对主食，碳水自然低

减少碳水化合物的摄入并不是让你完全不摄入，相反，更要注重碳水化合物的来源和质量。

优质碳水化合物

豆类、薯类、绿色蔬菜、低糖水果都是优质碳水化合物的来源，除水果外，其他三类食材在体内的吸收速度较慢，饱腹感强，且生糖指数低。

豆类：红豆、绿豆、黑豆、芸豆、黄豆、干豌豆、干蚕豆、鹰嘴豆等。

薯类：红薯、土豆、芋头等。

绿色蔬菜：菠菜、小油菜、茼蒿、油麦菜等。

低糖水果：草莓、猕猴桃、桃、柚子、樱桃、青苹果、梨等。

减肥主食分"ABC"

A 级减肥主食

红豆、绿豆、芸豆等富含淀粉的豆类。

优点： 饱腹感很强，消化速度很慢，血糖升高很平缓。红豆利尿；绿豆清热解毒、增白淡斑；芸豆可增强新陈代谢、促减肥。

烹饪： 煮粥、煲汤。

B 级减肥主食

小米、黑米、莜麦面、荞麦、大麦、燕麦、薏米等粗粮。

优点： 植物蛋白的含量中等，饱腹感及矿物质含量大大超越白米白面。

烹饪： 煮粥、煮饭、做面食。

C 级减肥主食

红薯、山药、土豆、芋头、莲藕、嫩蚕豆、嫩豌豆等各种含淀粉的薯类或蔬菜。

优点： 饱腹感强，在同样淀粉量的情况下，比白米白面含有更多的维生素和矿物质。

烹调： 蒸煮后替代粮食来吃，不能加油、加盐。如果当成菜肴或零食，只能增肥。

敲黑板
陈伟有话说

煲汤时加点粗粮

粗粮除了煮粥，还可以用来煲汤，不仅吸收了汤汁中的味道，变得好吃，而且还可以去油腻。如炖排骨加玉米，煲鸭汤加绿豆（消暑清热除湿），煮羊肉汤加大麦（健脾开胃），熬鸡汤加薏米（预防感冒）等都是不错的选择。

高蛋白低碳水饮食不宜长期使用

高蛋白低碳水的饮食模式

如果短时间内采取"高蛋白质、低碳水化合物"的饮食结构，配合运动，逼迫身体动用自身脂肪供能，减脂会很有效。

	碳水化合物	脂肪	蛋白质	热量	食物热效应	人体吸收的热量
大米 100 克	77.2 克	0.9 克	7.9 克	346 千卡	低	高
猪肉 100 克	2.4 克	13.2 克	37 克	395 千卡	高	低

同等重量的大米和猪肉，人体对猪肉吸收的热量低，对大米吸收的热量高，采取"高蛋白质、低碳水化合物"的饮食模式，能够在不增加热量摄入的情况下，消耗蛋白质来产生热量。

但这种饮食模式不可长期持续，否则将危害身体。由于碳水化合物是脑细胞、神经细胞和红细胞的直接供能来源，如果长期摄入不足，这些细胞就会降低能耗，进而抑制大脑、脏器功能，造成生理功能紊乱。一般来说，这种饮食结构最长不应超过 3 个月。

什么人适合，什么人不适合

高蛋白低碳水饮食很适合以高甘油三酯为特征的代谢异常者（身体比较强壮）。体弱、肌肉量不足、容易月经不调的女性，有胃肠疾病、痛风和高尿酸血症、肝胆疾病的患者，肝肾功能下降的肥胖者、孕妇，均不适合使用高蛋白低碳水饮食法。

要时刻观察自己的身心变化

看脸色、唇色、皮肤光泽度：是否面色发黄，皮肤松弛、黯淡无光，嘴唇无光泽，看起来很憔悴。关注精神状态：是否乏力、犯困、注意力和记忆力下降、情绪低落、暴躁易怒等。一旦出现这些症状，就需要及时去医院检查身体，并根据医生建议先恢复一段时间的均衡饮食。

记录饮食日志，
让好习惯变成瘦身捷径

重塑饮食习惯，告别"肥肝厚胃"

饮酒过多、恣食肥甘厚腻、熬夜，常会引起肥胖、脂肪肝、高血压、血脂异常、痛风、糖尿病等代谢性疾病。据调查，肥胖人群中有一半患有脂肪肝，同时胆囊炎、胆结石的发病率也随着肥胖程度的加重而增加。

遗传肥胖的饮食习惯

肥胖有一定的家族遗传倾向，不少肥胖的人都来自同一家族。同一个家庭，饮食结构一样，子女跟着父母养成导致肥胖的饮食习惯自然也会变胖，而在以后独立生活中，如果不能改变不良的饮食习惯，又将延续到下一代。

饮食日志是发现不合理饮食习惯，调整饮食方式，巩固合理饮食行为的重要手段。建议患有肥胖、脂肪肝、糖尿病、高血压、痛风等代谢性疾病的人，都应详细记录自己的饮食日志，观察及监督饮食行为，配合治疗。

饮食习惯改一改

1 饮食宜清淡、少油少盐
忌油腻、油炸食品，控制摄入油脂的类型。推荐日常多用橄榄油。

2 睡前不进餐
睡前进食太多，会导致肝脏合成的血胆固醇明显增多。重点控制晚餐的热量，不吃夜宵，不吃零食和甜食。晚餐的摄入量要比午餐少或相同。应该在睡前 4 小时吃晚餐，晚餐时间越晚，进食量应越少。

3 饮食少红肉多深绿菜
红肉及动物内脏，其脂肪含量较高，不利于控制体重和血脂。菠菜、油菜、芹菜叶、空心菜、莴笋叶、芥菜、西蓝花、茼蒿、韭菜等深绿色蔬菜，对肝脏具有保护作用。

4 改喝酒为喝茶
不喝酒，绿茶养肝、红茶与熟普洱养胃。也可用山楂、菊花代茶饮。

饮食日志记录方法

　　写饮食日志能真实体现出减肥者的饮食生活，可以帮助他们确定自己摄入的多余热量来自何处，从而制订出更为详尽的减肥计划。

记饮食日志的好处

饮食日志可以暴露我们饮食中的不良习惯和不健康食物，比如喜欢吃油炸食品、经常吃夜宵等。

饮食日志可以起到自我监督的作用，有助于养成长期的良好饮食习惯。饮食日志还可以进行横向比较，以发现"改善"的饮食习惯是否得到巩固，"不良"饮食方式是否可能回潮。

定期将日志交给营养医师评估，可以对现在减肥的饮食方式进行科学的纠正和改进。

如何记饮食日志

　　通过坚持记录每天的饮食情况（如食物品种、分量、烹饪方法等）、饮食习惯（进食的时间、外出进餐的次数等），可以一目了然地反映出记录者的饮食特点。

减肥案例

　　黄先生 1.71 米的个头，体重 81.8 千克，腰围 95 厘米，属于中心型肥胖；血压、尿酸、空腹血糖、血脂等指标均超过标准值；肝脏 B 超提示脂肪肝。医生诊断他患有"代谢综合征"，建议他每天记饮食日志。医生每月对他的饮食日志进行认真分析，并循序渐进地提出有针对性的建议，如减少饮食总量，坚持少盐少油，每日保证摄入蔬菜 500 克、水果 250 克等。经一个月的"饮食日志"疗法，王先生的体重下降 3 千克。一年后，他体重下降至 71.3 千克，各项血液指标均恢复正常。

专题 如何读懂食品标签

在超市选购食品时，会看食品标签，不仅能了解所购食品的质量特性、安全特性、食用或饮用方法等，还能帮助鉴别食品真伪，了解其所含的热量，从而选购到安全放心的健康食品，预防随意饮食导致的慢性病。食品标签的范围非常广泛，在选购过程中关注一些重点内容，也可以很好分辨。

食品类别：反映食品的本质

首先要注重看产品类别，标签上必然会标明食品的类别。比如，按国家标准，乳饮料不能算作奶类产品，而是饮料，其营养素浓度通常是牛奶的三分之一。主要的辨别方法有两点：

一是细看包装。在产品名称的右下方，通常会隐藏着"饮料"或"饮品"二字。二是可以查看包装盒侧壁上的配料一栏。乳饮料的第一位原料是水，第二位才是牛奶。

配料表：原料含量按多少从高到低排序

在购买预包装产品时，还要留意查看配料表。食品的营养品质，本质上取决于原料及其比例。

按法规要求，含量最大的原料应当排在第一位，按照从多到少的顺序，最少的原料排在最后一位。以麦片产品为例，产品的配料表上如果标示"米粉，蔗糖，麦芽糊精，燕麦，核桃……"说明其中的米粉含量最高，蔗糖次之，其中的燕麦和核桃都很少。

食品添加剂也是需要格外关注的一项内容。按国家标准，食品中所使用的所有食品添加剂都必须注明在配料表中。因为添加剂的使用量都很小，低于1%，所以它们"排名不分先后"。含有"高果糖玉米糖浆""阿斯巴甜""甜蜜素""氢化植物油（包括植物奶油、人造黄油、起酥油等）"的产品，减肥者一定要慎买。

成分表：每种食品必须注明 5 种基本营养数据

按我国食品标签相关法规，产品都必须注明 5 个基本营养数据，包括食品中所含的热量、蛋白质含量、脂肪含量、碳水化合物含量以及钠的含量，以及这些含量占一日营养供应参考值（NRV）的比例。

对于以口感取胜的食物，要特别留意其中的热量、脂肪、钠含量等指标。在"占 NRV%"这一栏，其中热量一行的数值越高，说明在摄入同等数量食品的情况下，这种产品更容易让人长胖。

在看营养成分表的时候，一定要仔细看一下营养成分表是按每 100 毫升的量来计算的，还是按一瓶（500 毫升左右）或自己随便定的量（如 240 毫升）来计算的。比如以下这两种薯片的营养成分表，是分别按每 100 克和每 40 克来计算的。

营养成分表		
项目	每100克	NRV%
能量	2189千焦	26%
蛋白质	5.5克	9%
脂肪	27.6克	46%
- 饱和脂肪	16.9克	85%
- 反式脂肪	1.0克	
碳水化合物	62.1克	21%
钠	170毫克	9%

这是某曲奇饼干的营养成分表，热量高，脂肪高，饱和脂肪含量高

营养成分表		
项目	每100g	营养素参考值%
能量	2063kJ	25%
蛋白质	4.6g	8%
脂肪	21.0g	35%
—— 反式脂肪	0g	
碳水化合物	71.0g	24%
钠	750mg	38%

营养成分表		
项目	每份（40g）	营养素参考值 %
能量	720kJ	9%
蛋白质	3.7g	6%
脂肪	6.6g	11%
碳水化合物	24.3g	8%
钠	40mg	2%
钙	105mg	13%
铁	1.0mg	7%

生产日期和保质期：警惕临期产品

生产日期是食品成为最终产品的日期。保质期是指食品的最佳食用期，通过生产日期和保质期可以识别食品的新鲜程度。保存期是指推荐的最终食用期，超过此期限，食品就不能再食用了。

在保质期之内，应当选择距离生产日期最近的食品，因为就算没有过期，随着离生产日期越久，其中的营养成分或保健成分也会有不同程度的降低。

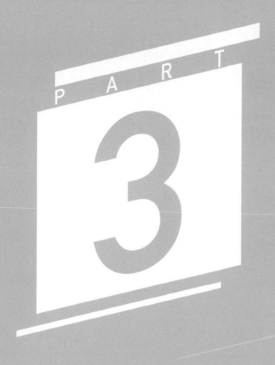

PART

3

饮食阶段管理，
不知不觉变成易瘦体质

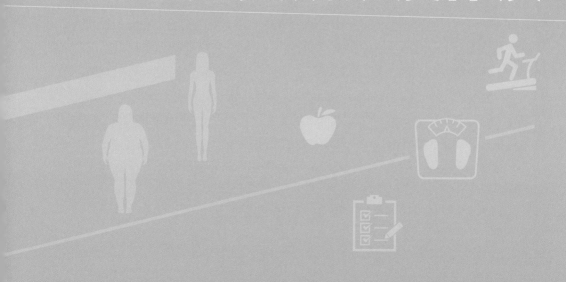

第一阶段（调整期）：调整不良饮食习惯，告别"汤糖躺烫"（1～2周）

"汤糖躺烫"是肥胖的最佳伴侣

当决心减肥了，就要马上行动，第一步就是要告别不良生活习惯。其实，不少人的肥胖都是在不经意间被日常生活中的"汤糖躺烫"堆出来的，需要立即纠正。

汤｜增肥指数 ★★★★

长时间炖煲的动物性食品，含有丰富的脂肪、蛋白质及淀粉等。大家喝的汤进入胃后，由于液体流动快，半小时就可以到达小肠，没有消化或经过机体简单消化后迅速被身体吸收。久而久之，汤里的营养物质尤其是高热量的滋补物质得不到分解就不断在机体内堆积，转化成难以消耗的脂肪，导致人体发胖。

行为纠正

1.注意搭配。煲汤宜选用低脂、低糖、低热量的食物，如冬瓜、萝卜、海带、猪瘦肉、鱼肉、兔肉、去皮的鸡肉或鸭肉等。许多食物已有固定的搭配模式，可以使营养成分互补，即餐桌上的"黄金搭配"。比如，海带炖肉，能减少对胆固醇的吸收；煲鱼翅汤时，不妨加入肉、蛋等，可以使鱼翅的蛋白质价值发挥到最好。

2.煲汤时间不宜过长。煲汤时间越长，越容易破坏食物中的氨基酸类物质，使嘌呤含量增高，同时汤的鲜味也会随之降低。一般来说，鱼汤的最佳熬制时间在1小时左右，鸡汤、排骨汤以1～2小时为宜，牛肉汤需3～4个小时。

3.不妨选择中午喝汤。晚餐则不宜喝太多的汤。饭前喝汤，饭中吃肉，以增加饱腹感。

4.肉汤不宜经常也不宜过量饮用，每次一小碗已经足够。

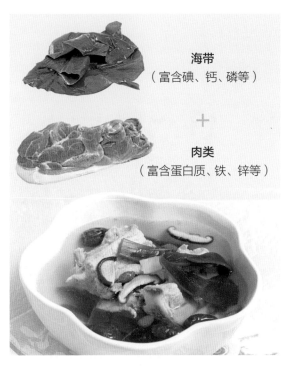

海带
（富含碘、钙、磷等）

+

肉类
（富含蛋白质、铁、锌等）

二者搭配，可减少对肉中胆固醇的吸收，还可促进碘、磷、钙、铁、钾、锌等矿物质的吸收

煲汤时一不小心调料放多了，怎么补救

　　不妨将一些洗净的生土豆切片，或者把一块水豆腐切成若干小块放入，便可使汤味变淡。大米也有很好的吸附作用，将一把大米用布包好放入汤内，同样可达到均衡的效果。过于油腻的汤，稀释和加醋都可以让腻感减轻，还可将少量紫菜在火上烤一下，扯碎后撒入汤中，不但去油腻，而且口味更佳。

糖 | 增肥指数 ★★★★★

　　糖类（碳水化合物）是人体内的主要供能物质，但食糖过多（尤其是蔗糖），超过人体所需，便会转化为脂肪贮存于体内，使身体发胖。另外，高糖饮食还能引起糖尿病、脂肪肝、乳腺癌、肠癌等。

行为纠正

　　1. 用部分豆薯类杂粮代替精米精面。《中国居民膳食指南（2016）》推荐：每天吃全谷物和杂豆类食物 50 ～ 150 克，相当于一天谷物的 1/4 ～ 1/3。有特殊情况的（如患有糖尿病、血脂异常的肥胖者）糙制谷物甚至应该占到一半以上。

　　2. 谷类、薯类、杂豆类的食物品种数平均每天 3 种以上，每周 5 种以上。

　　3. 严格控制精制糖的摄入，如含糖饮料、甜点等。

许多肥胖者共有的一个生活特点——喜静不喜动。其结果是导致发胖。因为活动量过少，消耗就少，脂肪就会不断增厚，人也逐渐发胖。

行为纠正

1. 每天坚持一定的步行时间，饭后半小时就可以到办公楼或小区周边走走。我国提出每天要走"6000 步"或"10000 步"的口号，其实就是对锻炼时间的量化处理。按每秒走约两步的频率计算，"6000 步"大概就是走 40 分钟，而"10000 步"则需要一个多小时。

2. 多干点家务，刷锅、洗碗等都可以消耗热量，弯腰拖地，因为身体一直处于动的状态，消耗的热量能与慢走媲美。

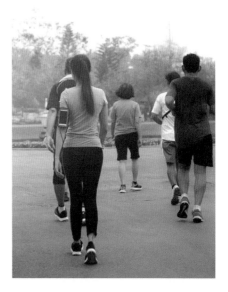

没时间运动的减肥者，就让双脚动起来，每天走路，累积 10000 步的量，其中最好有 6000 步是连续完成的

加热能赋予食物良好的感官性状，使食物发出诱人的香气，但同时也会使人的肠壁血管扩张，消化腺分泌活动加强，从而刺激食欲，增加食量，所以，常吃烫食容易使人发胖。另外，喜食热烫生滚粥，还易造成食管黏膜上皮损伤，使之发生破损、溃烂、出血等问题，长期受损甚至诱发癌变。

行为纠正

1. 避免进食过热、过硬、过快，要细嚼慢咽，节制饮酒、吸烟，减少对食管的慢性刺激。

2. 喝汤不宜太烫，人的口腔黏膜、食管黏膜、胃黏膜最高只能忍受 60℃的温度，超过此温度则会造成黏膜烫伤甚至恶变，因此，饮用 50℃以下的汤更适宜。

对这些增肥食物说"NO"

减肥的关键点在于行为上的改变，哪些东西该吃，哪些东西不该吃是一定要注意的。对于增肥食物，能不吃就不吃。

富含动物脂肪的油腻食物

动物脂肪不仅热量高，而且胆固醇含量也比较高。

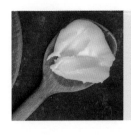
每100克猪油热量是897千卡，胆固醇含量为93毫克

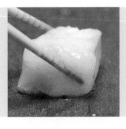
每100克牛油的热量是835千卡，胆固醇含量为153毫克

可见，动物油中的胆固醇含量很高。对减肥人群而言，无论在减肥过程中还是在减肥之后的维持体重期，都应避免摄入过多的动物脂肪，少吃红烧肉、炖猪蹄、中式糕点（如荷花酥、月饼等）等。

油炸食品

经过油烹调的食物，一般会提高60% ~ 100%的热量，经常进食易导致肥胖。需要提醒的是，油炸食品的用油多为重复高温使用，不仅油脂中的维生素A、维生素E等营养在高温下受到破坏，更严重的是容易导致丙烯酰胺、多环芳烃化合物等致癌物质超标，危害人体健康。减肥过程中应尽量避免吃油炸食物。

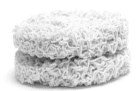
一袋100克方便面，含脂肪21.1克，含盐2.86克

富含精制糖的零食或饮料

精制糖包括白糖、红糖、冰糖、果糖等，如糖果、含糖饮料、蛋糕、巧克力等，这些食物中的单糖含量高，属于高生糖指数的食物。一方面会带来高热量，同时频繁食用会引起胰岛素分泌紊乱，导致糖尿病的发生。

正常人每天蔗糖的摄入量最好不超过25克。25克是什么概念呢？在人们常吃的甜食中：

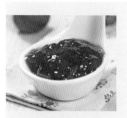

一勺果酱，含有大约 16 克糖

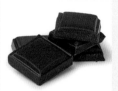

一块 50 克的黑巧克力，含有大约 28 克糖

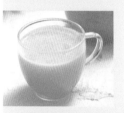

一瓶重量为 500 克的 100% 橙汁，含有大约 40 克糖

一瓶重量为 500 克的碳酸饮料，含有大约 52 克糖

食物	脂肪含量 / 克
核桃（干）	58.8
松子（炒）	58.5
杏仁（熟，带壳）	58.4
开心果（熟）	53
葵花子（炒）	52.8
榛子（炒）	50.3
南瓜子（炒）	46.1
西瓜子（炒）	44.8

注：每 100 克可食部分含脂肪的量

对于减肥者来说，需要限制精制糖的摄入，但也不是说绝对禁用以上食物，每周享用一两次甜点是没问题的。但如果你发现有些食物如蛋糕、饼干和冰激凌一旦吃起来没办法控制，就应该果断放弃这些食物。

口味重和容易上瘾的食物

这类食物有：

1. 香肠、熏肉、腊肉、比萨、薯条等高盐食物。口味重的食物会刺激食欲，让人在不知不觉中多吃了许多，特别是在减肥运动结束之后。购买包装食品时应注意食品的钠含量（1 克食盐 =400 毫克钠），一般而言，钠超过 30%NRV（营养素参考数值）的食品需要注意少购少吃。

2. 香脆可口的瓜子、开心果、杏仁、松子等坚果类。小小坚果热量极高。比如，一把 10 来粒的花生米，可能相当于 1 两米饭所供应的热量。坚果还富含脂肪，其脂肪含量在 35% ~ 80%，能榨出油来。

因此，吃坚果一定要控制量，每次 10 ~ 15 粒的量最为理想。同时，要把坚果的热量从主食里扣除。

酒类

酒及酒精饮料同样是高热量饮品，100 毫升 58 度二锅头的热量为 351 千卡，比半斤瘦牛肉的热量还要高。绍兴黄酒、红酒也含有很高的热量，因此减肥期间尽量避免饮酒。

正确的进餐顺序也利于减肥

如果需控制主食的摄入量，就要在吃饭时先吃些蔬菜和高蛋白食物，这样会更容易、更快产生饱腹感。

先吃水分高的蔬菜

先吃水分高的蔬菜，因为其含有较多的膳食纤维、水分，可大大提高饱腹感，就能不自觉地减少热量的摄入。一般吃饭时，顺序靠前的总是容易吃得多。

食物	水分 / 克	食物	水分 / 克
冬瓜	96.9	莴笋	95.5
生菜	96.7	番茄	95.2
水芹菜	96.2	西葫芦	94.9
油菜（小）	96	白萝卜	94.6
油麦菜	95.9	大白菜	94.4
黄瓜	95.8	丝瓜	94.1

注：每100克可食部分含水分的量

再吃高蛋白质食物

鱼肉、鸡肉、豆类及豆制品等富含优质蛋白质，不仅帮助增加肌肉量，提高基础代谢率，而且蛋白质属于大分子物质，需较长时间消化（2 ~ 4 小时），可延缓胃排空时间。

最后吃主食

之前进食的食物已为身体提供了一定的饱腹感，此时再吃主食，不仅方便控制整顿饭的总热量，还能防止因血糖骤升骤降而导致饿太快。

敲黑板
陈伟有话说

如何烹饪高水分蔬菜

高水分蔬菜的烹煮应尽量用水焯的方式，不要放太多油。焯水应掌握以下原则：

1. 叶类蔬菜原料应先焯水再切，以免营养成分损失过多。

2. 焯水时应水宽火旺，以使投入原料后能及时开锅；焯制绿叶蔬菜时，应略煮即捞出。

3. 蔬菜类原料在焯水后应立即捞出控干，以免因余热而使之变黄、熟烂。

第二阶段（适应期）："高蛋白低碳水"帮你缩短"减肥黑暗期"（21天）

开启"21天减8斤"计划

首先，把这21天，分割成不同的小目标，简单点按周论，分成三阶段，一周一阶段。第一周开门红最关键，因为它减重效果最好，所以可以第一周就先减4斤（2千克）下去，这就是我们的第一个目标。为何特意选在第一周作为开门红呢？原因在于：

1	**2**	**3**
新鲜，你会觉得这事我一定要努力完成，执行会比较好。	身体快速地改变，因为你以前的饮食习惯发生改变，机体调整速度非常快。	你每天摄入的总热量快速减少，比如说昨天你还吃了2000千卡，今天一吃高蛋白才1200千卡，这样一天就减800千卡，那么很快你的体重会有一个快速下降。

所以说第一周的首要任务就是：先给自己设一个小目标，按照设计的减脂方案去吃，第一周就能瘦4斤。然后再把剩余的4斤平均分配给剩余的两周。

有的人经过一个星期的"试验"发现，这个减肥方法真的奏效，一个星期4斤妥妥的真没问题，那么我是不是接下来一个星期也能瘦4斤呢？不要操之过急，也不要高兴过早，第一个星期对于一般瘦身者基本上都没有太大压力，可一旦进入第二周，一系列小问题就来了，最大的困扰就是饿！而且食欲特别好，看到什么都想吃。

其实不用担心，这不是你才有的，因为第一个星期不仅你有"新鲜感"，大脑也觉得新鲜，可是到了第二个星期，大脑觉醒了，它要开始掌控你了，办法就是让你饿！这个阶段也是你自身和大脑的一个僵持阶段，就是要你和大脑建立一个新的平衡，所以减重速度会相应减慢。在这个阶段你要一方面巩固减重目标，另一方面继续高歌猛进，减掉2斤重量。

为什么"高蛋白低碳水"减脂快

很多人都知道高蛋白饮食，是因为蛋白质饱腹感强，抗饿，其实是只知其一不知其二，下面我们让数据告诉你为什么高蛋白低碳水更利于减肥！

蛋白质食物在体内消化时间长

常有人抱怨刚吃完就饿了；又有人后悔吃完肚子老是胀鼓鼓的。这是因为不同食物需要的消化时间不同。

从表格中我们可以看出，蛋白质、脂肪的消化时间最长，也就是最抗饿，谷物次之，水果蔬菜的消化时间最短。

食物	消化时间 / 小时
水果	0.5 ~ 1
蔬菜	0.75 ~ 2
谷物主食	1.5 ~ 3
蛋白质食物	1.5 ~ 4
油脂	2 ~ 4

蛋白质食物热效应更大

什么是食物的热效应呢？是指由于进餐后几个小时内发生的超过静息代谢的热量消耗。我们可以通俗地理解为夹菜、咀嚼、消化、吸收以及代谢食物所需要额外消耗的热量。假设一个人的基础代谢率为 1600 千卡，那他每天至少要从食物中摄入 1600 千卡的热量才能维持基础代谢，但是因为要咀嚼消化食物又额外产生了基础代谢之外的热量消耗。在不增加食物摄入量的前提下，人体只能动用自己的营养贮备，通过燃烧脂肪来补充这部分的热量损耗。具体可以参见下表：

食物类型	食物热效应比例	进食1600千卡该食物需要消耗的热量 / 千卡
纯碳水化合物食物	5% ~ 6%	80 ~ 96
纯脂肪类食物	4% ~ 5%	64 ~ 80
纯蛋白质类食物	30% ~ 40%	480 ~ 640
混合型膳食	约10%	约160

蛋白质可以促进抑制食欲激素分泌

在央视大型科技科普节目《科技之光》中，曾提出这样一个观点，就是进食会促进胃肠激素肽的分泌，这个激素可以抑制进食的欲望，当进食的欲望受到充分抑制的时候，你就觉得饱了。在所有食物中，高碳水化合物和高脂肪食物都不如高蛋白质食物刺激胃肠激素肽分泌的数量大。而且此观点经过了较长时间的反馈统计，可以确定地说，高蛋白少食多餐可以有效地抑制食欲。

高蛋白食物怎么选

吃蛋白质就对了吗？吃优质蛋白质才对

"高蛋白低碳水"，顾名思义就是增加蛋白质、减少碳水化合物的摄入。那么吃蛋白质就够了吗？其实吃优质蛋白才对。

蛋白质是由氨基酸构成，目前为止，人们发现的组成天然蛋白质的氨基酸只有 20 种，在这 20 种氨基酸中，有 8 种是人体必须从食物中获得而不能在体内合成的，叫必需氨基酸。食物蛋白中含必需氨基酸的数量和种类的多少是衡量蛋白质优劣的标准，含有氨基酸的种类、数量多，营养价值就高，这种蛋白质就称为完全蛋白质，也就是优质蛋白质。

怎么吃肉才能获取优质蛋白质

畜肉的蛋白质含量一般为 10% ~ 20%，牛羊肉含量相对较高，可达 20%，猪肉较低，一般 13.2% 左右。畜肉蛋白质氨基酸组成与人体需要也较为接近，利用率高，因含有较多赖氨酸，宜与谷类食物搭配食用。

禽肉一般包括鸡、鸭、鹅等，蛋白质含量为 16% ~ 20%，其中鸡肉含量最高，鹅肉次之，鸭肉相对较低。

水产品常见的就是鱼虾蟹贝类，富含优质蛋白质、脂类、维生素和矿物质。蛋白质含量为 15% ~ 20%。

鸡蛋是完美蛋白质的提供者

动物性食物中，和其他动物蛋白相比，鸡蛋氨基酸与人体的需要量接近，消化后被人体吸收利用程度高。那么鸡蛋这么好，蛋黄要吃吗？答案是肯定的。鸡蛋的营养成分是蛋白质、脂肪、卵磷脂和维生素、矿物质等，蛋黄是蛋类营养物质最高的部位，维生素和矿物质主要集中在这里，卵磷脂可以促进胆固醇的代谢，对健康十分有益，吃一个鸡蛋的收益远高于胆固醇对身体的影响，因此，对于健康人来说，吃鸡蛋时不要随意丢掉蛋黄。

食物名称	含量	食物名称	含量	食物名称	含量
金枪鱼	23.7%	鲈鱼	18.6%	鸭肉	15.5%
牛肉（瘦）	22.6%	基围虾	18.2%	鸡蛋黄	15.2%
猪肉（瘦）	20.7%	鹅肉	17.9%	猪肉（肥瘦）	13.2%
羊肉（瘦）	20.5%	鲤鱼	17.6%	鸡蛋	12.7%
鸡肉	20.3%	草鱼	16.6%	猪肉（肥）	2.4%

蛋白粉挑选小原则

蛋白粉减重效果好，喝起来又省事，是很多减肥者比较推崇的。挑选时，可以参考下面的原则。

1 看来源
动物蛋白粉（如乳清蛋白粉）和植物蛋白粉（如大豆蛋白、小麦蛋白、豌豆蛋白等）优选前者。实际上，乳清蛋白质比大豆蛋白、小麦蛋白在控制食欲方面更好一些。

2 看纯度
最好挑选80%及以上纯度的乳清蛋白质。

3 看品质
乳清蛋白分为浓缩乳清蛋白、水解乳清蛋白、分离乳清蛋白几种。在乳清蛋白中，以分离为最佳，水解居中，浓缩是最次的。

4 看价格
尽量在同样品质中，选择一个相对优价的食材。

5 看口味
口感很关键，分离的最好，但也可能是最难喝的，有人说带着泔水味。可以根据自己的口味选择喜欢的蛋白粉。

肠胃不好的人，不建议空腹饮用乳清蛋白粉，最好先吃一点东西，并且建议大家从少量开始尝试，待适应之后再逐步增加到需要量。

不建议完全依赖蛋白粉

蛋白粉饱腹感很强，能帮助降低食欲、减少摄入，单纯喝蛋白粉不会让你更胖，但完全依赖是不行的，特别不建议一天三餐甚至四餐都喝蛋白粉。

我们的身体需要蛋白质、脂肪、碳水化合物、维生素、矿物质等，光靠蛋白粉，是远远不能满足营养需求的，它需要和更多种类的食物搭配结合。所以，建议早餐和加餐用蛋白粉，剩下两顿主餐，中午和晚上还是用自然食物，这样更容易执行。

要学会区分好碳水和坏碳水

大家都知道，碳水化合物是人体所必需的热量来源，它不是洪水猛兽，而是人的好朋友。其实，碳水化合物也分为好碳水、坏碳水两种。

什么是好碳水？全谷类的碳水化合物生糖指数低，饱腹感强，可帮助减重。而坏碳水，也就是细粮，主要是精细加工的碳水化合物，就是日常所说的精米精面，排空快、吸收快、供糖快、供能快，更易肥胖。

因此，同样吃粮食，建议肥胖者吃粗粮，以全谷类食物为主，限制细粮的摄入。也就是说，粗粮、细粮都得吃，但是细粮要少吃。

警惕隐形的碳水化合物

很多人不知道，有些食物表面上看不是粮食，但实际上你吃进去的还是粮食，这种隐形的更可怕，因为没有防备就容易多吃。

比如炒菜随手勾个芡，所用的淀粉其实就是碳水化合物；喜欢吃那种裹了一层小面炸的鱼，那个面也是隐形的碳水化合物；蜂蜜里面含有 85% 的果糖，也是糖的一种；最后就是饮料，是造成肥胖的罪魁祸首。

总之，碳水化合物不能少吃也不能多吃，每天以 150 克为界，150 克就到头了，再多了容易增加脂肪的储备。

高蛋白一日四餐怎么吃

认识食物好朋友

小黄 指主食，当然我们也把玉米、土豆、红薯、紫薯等含碳水化合物较丰富的食物归进来。

小红 就是我们常说的红肉，例如猪肉、牛肉、羊肉等。

小白 指鸡鸭肉、鱼肉、虾肉、贝类以及豆制品等，但绝不是我们通常所说的肥肉，豆制品含有丰富的植物蛋白，我们也把其包括在内。

小绿 小绿当然就是指蔬菜了，但绝不仅仅限于绿叶蔬菜，比如菜花、茄子、蘑菇、木耳等也归为这一类。

小三样 小三样是指蛋白粉、纤维粉、维生素三种制剂。通常我们作为早餐，或者加餐食用。因为蛋白粉可以饱腹，纤维粉让你不饿，维生素怕体重掉得太快，容易掉头发。所以未雨绸缪，提前准备好。也有人说，那我可不可以用鸡蛋、牛奶、青菜等代替呢，当然，这样也是可以的。

一日四餐减肥食谱建议

时间	名称	配料
早餐	浓浓的小三样 / 牛奶 + 鸡蛋 + 小绿	30 克蛋白质粉、10 克膳食纤维、1 片复合维生素制剂，用水泡一杯。当然，也可以调换为牛奶 + 鸡蛋和蔬菜的组合
中餐	小黄 + 小绿 + 小红	25 ~ 50 克生重的主食 (或 200 克的薯类代替) ; 250 克水煮或者用低油烹调的绿叶菜; 100 克瘦肉 (里脊肉) 等红肉
加餐	浓浓的小三样 / 水果样	下午 4 点左右，可以与早餐同样喝小三样，也可以选择一个水果
晚餐	小黄 + 小绿 + 小白	25 ~ 50 克生重的主食 (或 200 克的薯类代替) ; 250 克水煮或者用低油烹调的绿叶菜; 100 克鱼肉、虾肉、鸡肉、鸭肉等白肉
加餐	水果	晚餐后就不要进食了，实在饿，可以进食 200 克水果

高蛋白饮食计划，轻轻松松就能瘦

高蛋白饮食方案制订

姓名 _____   性别 _____
年龄 _____   身高 _____ 厘米   体重 _____ 千克
腰围 _____ 厘米   BMI _____ 千克 / 米² 体脂比 _____

体重等级   □ 正常   □ 超重   □ 肥胖 I 级   □ 肥胖 II 级   □ 肥胖 III 级
体脂比   □ 低   □ 正常   □ 高
腰臀比   □ 梨形   □ 正常   □ 苹果形

减肥目标

体重 _____ 千克以下，阶段减重 _____ 千克
体脂比 _____% 以下，内脏脂肪面积 _____ 以下，腰围 _____ 厘米以下

饮食方案

高蛋白饮食减肥食谱制订：

1. 根据身高体重情况，标准体重 ×20 千卡获得。

2. 根据体成分测定瘦体重进行：

BMR（男和女）=370+（21.6× 瘦体重千克）；

推荐热量摄入 =BMR×（1.2 ~ 1.3）-500 千卡；蛋白质 30%，脂肪 30%，碳水化合物 40%。

推荐热量 _____ 千卡 / 日

其他饮食要求：少油清淡，植物油每天 15 克（一勺半）以内，每日食盐 6 克（1 啤酒瓶盖）以内。

要求减重期间不吃的食物：

含糖食物：甜饮料（有糖 / 无糖）；甜点，饼干，巧克力，蛋糕，奶油面包，糯米类（汤圆、粽子、艾窝窝等）。

高油食物：全脂奶、超市包装小食品、油炸油煎食物、各种"酱"（蛋黄酱、沙拉酱、甜面酱、炸酱、芝麻酱等）。

各种高脂肉类：内脏、荤油、肥肉、排骨、浓肉汤、烧烤、麻辣烫、猪蹄、肉皮等。

注：BMR 即为基础代谢率。瘦体重 = 体重 - 脂肪重量。脂肪重量 = 体重 x 体脂率。

高蛋白饮食方案制订

早餐	7：30	**蛋白代餐：** 乳清蛋白粉 ＿＿ 克；可溶性膳食纤维 ＿＿ 克；温水 ＿＿ 毫升 **自选：** □ 多种营养素制剂 ＿＿ 粒 □ 鱼油胶囊（1克）＿＿ 粒
加餐	10：00	功能性主食（DGI 饼干）＿＿ 克，或者水果 ＿＿ 克
	11：30	水 ＿＿ 毫升
午餐	12：00	主食 ＿＿ 克，粗细搭配 蛋白质食物 ＿＿ 克 （50 克瘦肉 =1 个鸡蛋或豆腐 100 克或豆腐干 50 克） 蔬菜合计 ＿＿ 克 （新鲜叶菜 ＿＿ 克，新鲜菇类 ＿＿ 克）
加餐	16：30	**蛋白代餐：** 乳清蛋白粉 ＿＿ 克；可溶性膳食纤维 ＿＿ 克；温水 ＿＿ 毫升
晚餐	18：30	主食 ＿＿ 克，粗细搭配 蛋白质食物 ＿＿ 克 （50 克瘦肉 =1 个鸡蛋或豆腐 100 克或豆腐干 50 克） 蔬菜合计 ＿＿ 克 （新鲜叶菜 ＿＿ 克，新鲜菇类 ＿＿ 克） **睡前自选：** □ 多种营养素制剂 ＿＿ 粒 □ 鱼油胶囊（1克）＿＿ 粒
加餐	睡前	水果 ＿＿ 克；或者低脂 / 脱脂酸奶 ＿＿ 克； 或者功能性主食（DGI 饼干）＿＿ 克
全天饮水量 ＿＿＿＿ 毫升		

食谱执行说明

主食、蛋白质食物、蔬菜的量都是指食材生重

谷类 大米、白面、杂面、小米、挂面等。

淀粉类 土豆、红薯、山药等。

100 克生重的主食含碳水化合物约 75 克，可以简单的估算为 240 克的米饭或 120 克的馒头、面包，也可以是 500 克的土豆红薯等。

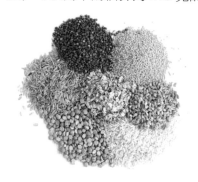

每天主食一半或者 1/3 是粗粮。

粗粮主食的做法：

粗粮饭（小米饭、高粱米饭、荞麦米饭等），二米饭，杂面煎饼，杂面条，杂面馒头/发糕，窝头等。

蛋白质食物吃法讲究

红肉 猪肉、牛肉、羊肉、驴肉、兔肉等。

白肉 鸡肉、鸭肉、鱼肉、虾肉等。

豆制品 豆腐、豆腐干等。

一般来说，建议午餐吃红肉，晚餐吃白肉。100 克肉类约含 20 克蛋白质，也可以用 200 克豆腐、2 个鸡蛋等含蛋白质丰富的食物代替。

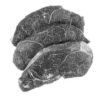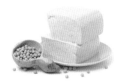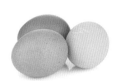

新鲜蔬菜每天的总量最好在 500 克以上

叶菜类　菠菜、芹菜、韭菜、茴香、生菜、木耳菜、苋菜等。

菇类　木耳、金针菇、香菇、杏鲍菇、牛肝菌、平菇、茶树菇等。

其他　黄瓜、番茄、西蓝花、花菜、柿子椒、洋葱、冬瓜等。

　　需要注意的是，吃土豆、红薯、山药需要抵扣主食，100 ~ 150 克相当于 25 克普通主食。

水果尽量选择低糖的

　　优先选择苹果、梨、杏、桃、樱桃、草莓等低糖水果。芒果、榴莲、火龙果等水果热量比较高。西瓜适量，500 克西瓜约等于半碗米饭。

少吃 / 不吃的食物

各种加工食品　香肠、腌肉、薯片、方便面，各种含糖饮料等。
肉汤、肉皮、排骨、千岛沙拉酱、奶香沙拉酱、火锅麻酱料。

坚果类　花生、瓜子、开心果、腰果等。

烹调方式

　　以生吃、拌菜、蒸、煮、涮为主；煎炒点缀；避免油炸。

生吃 / 果蔬汁　生菜、柿子椒、彩椒、洋葱、西芹、菜心、苦菊、黄瓜、番茄、紫甘蓝等。

焯、拌　菠菜、苦瓜、芹菜、菇类、小白菜等。

白灼　芥蓝、菜心等。

上汤　鸡毛菜、苋菜等。

| 热量 338千卡 | 碳水化合物 49.6克 |
| 蛋白质 30.8克 | 脂肪 3.2克 |

杏鲍菇煎鸡胸糙米饭

材料

鸡胸肉	100克
糙米	25克
大米	25克
杏鲍菇	50克
小番茄	5个
胡萝卜	50克
生菜	50克

做法

1. 糙米、大米洗净，糙米浸泡半小时，将糙米大米放入电饭锅中，加适量清水煮熟。
2. 小番茄、胡萝卜、生菜、杏鲍菇洗净，胡萝卜切丁，生菜撕成小片，杏鲍菇切片。
3. 不粘锅放少许橄榄油，加入杏鲍菇煎至两面金黄，盛出，再加入鸡胸肉，煎熟。
4. 将以上食物摆盘，即可食用。

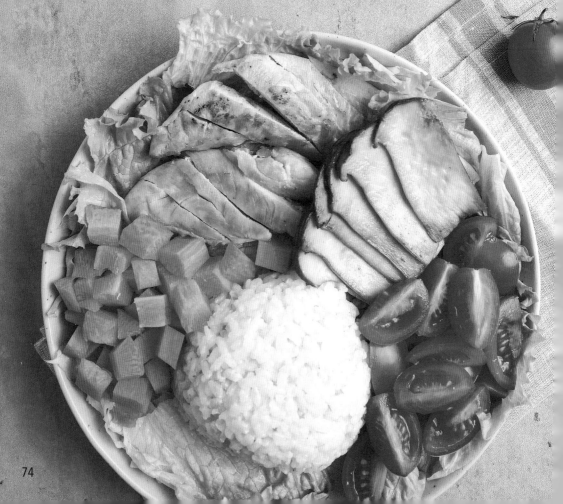

热量 **384** 千卡

碳水化合物 **52.9** 克

蛋白质 **26.7** 克

脂肪 **15.2** 克

香烤豆腐红薯紫米饭

材料

红薯	50 克
紫米	20 克
大米	20 克
豌豆	20 克
西蓝花	30 克
千叶豆腐	80 克
鸡蛋	半个
生菜	30 克
苦菊	30 克
自制减脂油醋汁	10 克

做法

1 紫米洗净，浸泡 4 小时；红薯洗净，去皮，切丁；大米洗净，浸泡半小时。

2 将紫米、大米和适量清水放入电饭锅中，红薯丁撒在米饭上，摁下"煮饭"键，蒸至电饭锅提示米饭蒸好即可。

3 西蓝花、豌豆、苦菊、生菜洗净，苦菊、生菜撕小片，放入盘中；西蓝花撕成小朵，和豌豆焯水至熟，摆放入盘。

4 千叶豆腐洗净，平铺在烤盘上，放至烤箱中层，上下火 150℃，烤 10 分钟，翻面，继续烤 10 分钟。

5 盘中盛入煮好的米饭，放入千叶豆腐，淋上油醋汁，即可食用。

第三阶段（平台期）：
偶尔轻断食，"黎明的曙光"

遭遇平台期，你会感觉比平时更易饥饿，更易疲劳，更易产生懈怠和放弃的情绪。所以要从饮食上、运动上、心态上等全方面做出调整，尽快走出平台期。

1 我们每个人的身体都会至少记忆一个舒适的体重值，这就是体重设定点。

2 身体会尽可能让体重保持在设定点附近 10% ~ 20% 的范围，当体重超出这个范围就会反复。

3 出于身体的自我保护机制，体重设定点容易上升但是很难下降。

4 体重设定点是由基因和环境来决定的，但也可以通过饮食、作息和运动等因素来进行调整、改变。

任何减重方式都会遇到平台期，即达到自己的体重设定点，突破体重的关键是如何降低自己身体的体重设定点。

减肥平台期可用轻断食去突破

"高蛋白低碳水"的减重方式是短期行为，一般可以持续 21 天到 3 个月，到 3 个月后就要转变方法，让身体慢慢适应。也就是不能够强调直线下降，而是要强调螺旋回转。

平台期一般会更换为轻断食的模式，或者限热量平衡膳食。也就是说，比你原来正常吃的饭热量要稍微低一点，但是不再强调一定要高蛋白质。

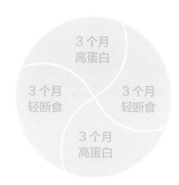

3 个月高蛋白

3 个月轻断食

3 个月轻断食

3 个月高蛋白

体重以周而复始的维持为主，而不是以持续减重为主。这样一直慢慢维持，维持 6 年，体重一般不再反弹

螺旋式下降的"两把扳手"

一般来说减重是一个螺旋式下降的过程，它有平台期，有大平台也有小平台。平台期就是体重稳定一段后下降一段，再维持一段再下降一段，而这个"扳手"你一定要找到。比如说，第一周的时候这个"扳手"在哪儿呢？就在于饮食极大的变化——轻断食模式。然而很快脑子就适应了，适应了以后，你必须得找第二个"扳手"，这第二个变化就是运动。

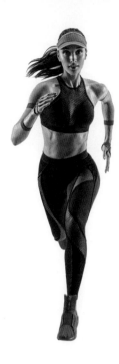

在平台期你需要做出一些调整，不能过高摄入某一种营养，要兼具补充蛋白质、脂肪、碳水化合物等

调整饮食的有效措施

轻断食模式	选择粗杂粮等主食，轻断食的 2 天减少主食类和水果类富含碳水化合物的食物摄入量，量在原来摄入基础上减少 30%～50%。比如原来一顿饭吃 1 碗米饭，现在吃半碗，原来每天吃 2 个苹果，现在吃 1 个。
摄入提高代谢的食物	绿茶、无糖无奶咖啡等富含茶多酚、咖啡因，能促进新陈代谢，可以作为日常饮品每天喝 1～2 杯，同时由于咖啡因有一定利尿作用，喝这些饮品的同时，要注意 1：1 地摄入足量的水分。

从运动中去寻找变数

当你一味地少吃的时候，你的基础代谢率也会相应下降达到稳态，那怎么去撼动它呢？就要去寻找变数，影响代谢率的最大变数是什么呢？就是运动。运动可以帮你突破减重平台期，加速减重进程。

保证运动总量可以与前期一致	比如之前每天消耗掉 600 千卡热量，那么在平台期也不能低于这个数值，当然也没有必要去超越。
改变运动方式	比如原来有氧运动 1 小时，而在平台期就可以换成同等消耗的有氧循环训练（即多种有氧运动项目交叉循环训练）。肌肉力量练习也同样要使用新的动作和新的动作组合。

情绪管理——情绪低落容易屈服于诱惑

很多人在减肥时期，遇到平台期就情绪低落。由于食物有助于缓解负面情绪，人们常"借食消愁"，心理学家把这种现象叫"情绪化进食"。情绪化进食大多会选择含糖、含盐、含脂肪的高热量美味食品，会诱发减肥者对这些食物形成依赖，导致减肥失败。

检查自己是否有情绪化进食

不是因为真的饥饿，而是为了回应某些情绪所触发的进食，就是情绪化进食。避免情绪化进食需要正确区分正常饮食和情绪化饮食。比如你心情不好，必须吃一大盒巧克力压压惊；看电视或遇到压力时也总喜欢用食物作为安慰；早晨没喝一杯摩卡，就心情沮丧不能工作……这些都属于情绪化进食。一些人多吃发胖的深层原因实际上是心理问题。如果你无法控制情绪化进食，可以考虑找心理医生咨询。

阻止情绪化进食的 4 个建议

1 找出饥饿的原因
将每天的进食内容、进食量、进食时间、进食时的饱腹感与之后的饥饿感都一一记录下来。经过一段时间，你会慢慢地发现负面进食出现的形式及其原因，从而有效地加以避免。

2 采取其他安慰情绪的方法
比如，不再躺在沙发上吃零食了，选择出去走走。在漫步中，你能排遣低落的情绪，也能抒发快乐的情感。在午餐时间，还可以去附近的美术馆欣赏一下艺术作品。总之，要安排一些能够给自己带来娱乐的活动。

3 远离诱惑
家里尽量不要储存过多的零食，或者将零食放在自己不易看到的地方，这样即使自己因情绪不佳而想吃食物，也不容易想起，在一定程度上会避免情绪化进食。另外，如果感到饥饿或者情绪不佳，就要推迟外出购物的时间，以免这种负面情绪对购买食物产生不良影响。

4 吃有利于健康的零食
如果在两餐之间感到饥饿，不妨选择一些低脂、低热量又占肚的食物，如黄瓜、番茄、苹果、麦片等。

没禁住诱惑怎么办？今天犯错明天补救

在饮食管理中的随便一次小放纵，都可能成为打开潘多拉魔盒的钥匙。有的人刚开始减肥时饮食超严格，结果到了平台期，忍不住了，也灰心了，一次路过超市忍不住买了巧克力，打开了暴饮暴食的大门。

学会与美食长期和平共处

在减肥过程中，要尽量保持平衡、自制、愉快的心情。如果不早早地学会面对各种美食的诱惑，自己经常意志薄弱、痛苦压抑，如何能够得到轻盈健康的人生？就算一时咬牙减掉一二十斤，早晚还是可能胖回去的。

牢记前面学习的饮食原则，就知道怎样吃是对的，怎样吃是不对的。如果做错了，应该如何补救。一定要原谅自己的错误，但一定要哪里跌倒哪里爬起来。一个人如果能在宴会桌上与美食长期和平共处，那么他在控制饮食方面已经入门了。

列出心愿清单，小小满足一下

面对一些美食，很多人就是一直捆着自己，坚决不吃，之所以会这样，是因为他认为：要么不吃要么全吃，要么0要么1，但其实0和1之间还有好多，0.1、0.2……所以就要寻找一个中间点，让自己舒服一下也是可以的。列一个心愿清单，想吃的东西可以少吃一点，小小满足一下，以免出现心理上的报复性饮食。

运动代偿行为，弥补后果

如果不小心吃了一块巧克力，可以用快走半小时或类似的其他运动来弥补，一次饮食放纵后当天马上进行补偿，这样至少能够在一定程度上弥补放纵带来的后果。

但是，假如你经常以延长锻炼时间作为过量饮食的借口，实际上已属于过度训练了。结果就是，你的身体根本没有时间从过度训练的疲劳中恢复过来，有害无利。

> 敲黑板
> 陈伟有话说
>
> ### 能够增加饱腹感的小零食
>
> 虽然饼干、薯条这类小零食不让你吃，但如果你是这样做的小零食就没有问题了。做法如下：先把蘑菇、香菇、海带用水泡一泡（海带泡完了以后就不那么咸了），再把它们放到烤箱里烤干，烤成蘑菇干、海带干、海带条，不仅味道脆爽，而且膳食纤维高，饱腹感强。但要记住，烘烤的时候保存原味，不放过多调味料。

"5+2" 轻断食，轻轻松松就能瘦

轻断食方案减肥食谱制订

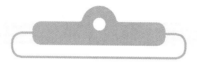

1. 根据身高体重情况，标准体重 ×20 千卡获得。
2. 根据体成分测定瘦体重进行：
BMR（男和女）=370+（21.6× 瘦体重千克）；
推荐热量摄入 =BMR×（1.2 ~ 1.3）-500 千卡；蛋白质 20%，脂肪 20%，碳水化合物 60%。

推荐热量： 非断食日 _____ 千卡 / 日，断食日 _____ 千卡 / 日

其他饮食要求： 少油清淡，植物油每天 15 克（一勺半）以内，每日食盐 6 克（1 啤酒瓶盖）以内。

断食日食谱

早餐	7：30	1 个鸡蛋 + 脱脂 / 低脂酸奶 100 克 ☐ 多种营养素制剂 _____ 粒 ☐ 鱼油胶囊（1 克）_____ 粒
午餐	12：00	水果 150 ~ 200 克
晚餐	18：30	主食 25 克，粗细搭配 蔬菜 200 克（水煮） 蛋白质类食物 50 克 ☐ 多种营养素制剂 _____ 粒 ☐ 鱼油胶囊（1 克）_____ 粒

非断食日食谱

早餐	7：30	主食 _____ 克，粗细搭配 蛋白质食物 _____ 克（1 个鸡蛋 + 牛奶或豆浆 250 毫升） □ 多种营养素制剂 _____ 粒 □ 鱼油胶囊（1 克）_____ 粒
加餐	10：00	水果 _____ 克 或者低脂 / 脱脂酸奶 _____ 克 或者功能性主食 _____ 克
	11：30	水 _____ 毫升
午餐	12：00	主食 _____ 克，粗细搭配 蛋白质食物 _____ 克 （50 克瘦肉 =1 个鸡蛋或豆腐 100 克或豆腐干 50 克） 蔬菜合计 _____ 克 （新鲜叶类蔬菜 _____ 克，新鲜菇类 _____ 克）
加餐	16：30	水果 _____ 克 或者低脂 / 脱脂酸奶 _____ 克 或者功能性主食 _____ 克
晚餐	18：30	主食 _____ 克 蛋白质食物 _____ 克 （50 克瘦肉 =1 个鸡蛋或豆腐 100 克或豆腐干 50 克） 蔬菜合计 _____ 克 （新鲜叶类蔬菜 _____ 克，新鲜菇类 _____ 克） □ 多种营养素制剂 _____ 粒 □ 鱼油胶囊（1 克）_____ 粒
加餐	睡前	水果 _____ 克；或者低脂 / 脱脂酸奶 _____ 克； 或者功能性主食 _____ 克

水果燕麦坚果沙拉

| 热量 218.5 千卡 | 碳水化合物 54.9 克 |
| 蛋白质 8.6 克 | 脂肪 8.0 克 |

材料

低脂酸奶	20 克
即食燕麦片	30 克
香蕉	50 克（半根）
苹果	50 克
红心火龙果	40 克
雪梨	30 克
巴旦木	5 克
核桃仁	5 克
提子干	5 克

做法

1 将巴旦木与核桃仁用烤箱或平底锅烤 / 炒出坚果香，将凉凉的坚果切成小粒。

2 香蕉去皮，切成薄片；苹果洗净后用分割器去核切割，再切成扇形的薄片；雪梨用同样的方式，也切成扇形的薄片；火龙果取出果肉，切成小块。

3 将燕麦和各种水果放入沙拉碗，加入低脂酸奶拌匀，撒上混合坚果碎和提子干点缀即可。

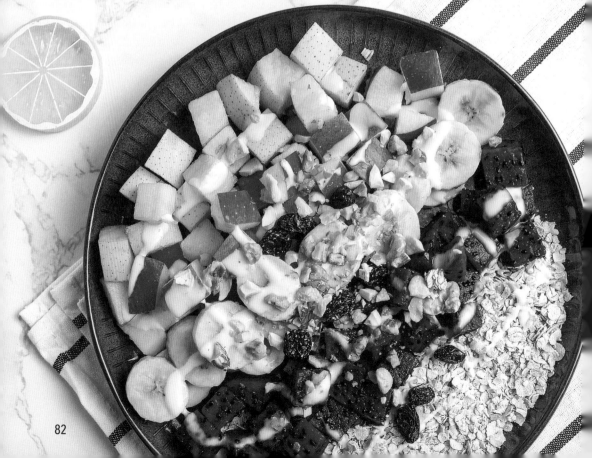

热量 **294.6** 千卡　碳水化合物 **33.3** 克

蛋白质 **18.6** 克　脂肪 **10.3** 克

虾蟹开放式三明治

材料

虾 ·············· 40 克（2 只）

螃蟹 ········· 150 克（1 只）

全麦吐司 ·· 25 克（1 片）

土豆 ······················ 100 克

牛油果 ·· 20 克（1/2 个）

酸奶 ························· 30 克

黑胡椒 ····················· 少许

盐 ······························· 3 克

欧芹碎 ····················· 少许

橄榄油 ······················· 5 克

做法

1　土豆洗净，去皮后蒸熟，压成泥，加入橄榄油、黑胡椒、酸奶拌匀。

2　虾和螃蟹处理干净，用沸水烫熟，剥去外壳，留下虾仁和蟹肉备用。

3　吐司放入吐司机或平底锅中烤到两面焦黄。

4　牛油果去皮、去核，切成薄片。

5　将拌好的土豆泥铺在吐司上，然后铺上一层牛油果。

6　将虾仁和蟹肉放在最上面一层，撒上欧芹碎即可。

土豆鸡蛋豌豆沙拉

材料
土豆 ················ 200 克
鸡蛋 ·················· 1 个
甜豌豆 ··············· 60 克
熟白芝麻 ·············· 5 克
酸奶 ················· 30 克
黑胡椒粉 ·············· 3 克

热量	碳水化合物
326.4 千卡	47.1 克

蛋白质	脂肪
20.8 克	7.7 克

做法

1. 土豆洗净，去皮，切丁；甜豌豆洗净；鸡蛋冲洗干净。

2. 将土豆丁、甜豌豆、鸡蛋放入蒸锅中，蒸 15 分钟至熟。

3. 取出鸡蛋，去壳，切丁。

4. 将土豆丁、甜豌豆、鸡蛋丁和熟白芝麻混合，淋上酸奶、黑胡椒粉，食用时拌匀即可。

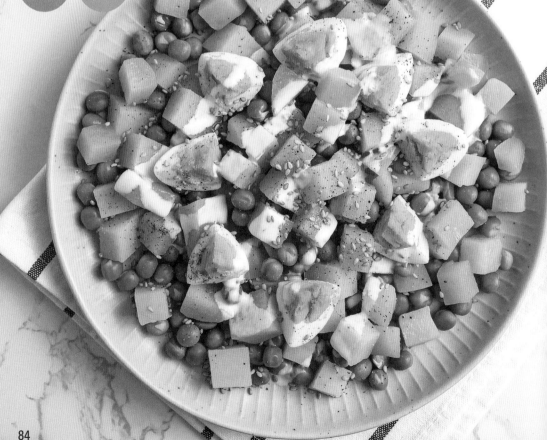

第四阶段（巩固期）：
限热量平衡饮食，做个完美的瘦子

限热量平衡饮食原则

限热量平衡膳食是指限制热量摄入的同时还能保证基本营养需求的膳食模式，简单理解就是在营养均衡的前提下，限制整体热量的摄入。可以采取三种形式：

1	2	3
在目标摄入量基础上按一定比例递减，减少 30%~50%。	在目标摄入量基础上每日减少 500 千卡左右。	每日供能1000~1500 千卡，即低热量饮食。

每天 20 种以上食物，热量低了，营养均衡了

我们一般人饭量是一定的，胃的容量也是多年形成的，多吃碳水化合物和脂肪含量高的食物，摄入的热量就高，很容易胖。如果我们增加食物的种类，多吃饱腹感强、热量低的食物，或者说比较占肚子的食物，多吃蔬菜、肉类、水果，把精米白面用南瓜、胡萝卜、土豆等代替一部分，这样既能吃饱肚子，不感到难受，又不会摄入过高的热量。

在每天的日常饮食中，可将多种蔬菜一起焯烫吃，也可以吃土豆粥，食物的种类越多，平均摄入每种食物的总量就比较少，这样肉类和脂肪的量就减少了，摄入的总热量自然就低。总之，一日三餐的食物种类要多，且注意选择体积大、饱腹感强、热量低的食物，来达到平衡膳食的要求。

是否可以无限制地吃蔬菜

人们都知道，蔬菜的热量很低，有的读者朋友可能要问了，如果我很饿很饿，能不能大量、无限制地吃蔬菜呢？

一般来说，正常进食蔬菜不会对身体造成损伤。但是，如果吃的蔬菜纤维太粗，比如每天 1000 克芹菜或韭菜，摄入以后容易产生胀气、胃灼热等不适感。此外，还

要注意根茎类蔬菜，如南瓜、土豆、芋头、红薯等，含有很多碳水化合物，也不能就选这一种食物无限制地吃，那样热量也很高，并且营养不均衡。所以，任何一种或一类食物，摄入太多都不好，均衡营养是关键。每天食用的蔬菜品种，要多要杂，尤其是绿叶蔬菜，最好每天都有。

小美是一位爱美女性，早餐在家吃，午餐工作餐比较难吃，也吃得比较少，晚餐几乎不吃。工作日的5天饮食控制得特别好，但是每当到了周末，她妈妈就在家做各种花样美食，油条、油饼、薯条、扯面、卤面、葱油饼等，一不小心就吃多。发现辛辛苦苦控制饮食5天，周末2天就回到了解放前。小美告诉我们，周末的饮食也不能太过放纵，不能吃的不吃，该少吃的就少吃，否则5+2=0！

这些热量食物，能不吃就别吃

油炸食物	**包括但不限于** 炸鸡、薯片、干煸豆角、红烧茄子、油炸花生米、油炸水果脆片……	鸡肉、土豆、花生、水果，本来都是帮助减肥的营养加分项，但在热油里一折腾，营养大打折扣不说，热量也高出好几倍。所以，减肥的人请自觉屏蔽油炸美味
油腻食物	**包括但不限于** 炖猪蹄、红烧肉、炖肘子、焦熘肥肠……	这些食物天生自带诱惑气息，再加入各种调制酱料，妥妥的增肥菜肴，胖你没商量
甜食、甜饮料	**包括但不限于** 马卡龙、萨其马、蛋糕、巧克力、茶饮料、乳酸菌饮料……	对于一般轻体力活动的成年女性而言，每天吃游离糖的上限大约是44.5克。1块巴掌大的蛋糕约含40克糖，1瓶乳酸菌饮料约含51克糖，1瓶茶饮料约含40克糖……尽快和这些甜蜜诱惑告别吧
加了大量油和盐的主食，太过酥脆的主食	**包括但不限于** 油条、烧饼、炒饭、麻花……	这些主食热量高、油大、易增肥，还有可能调味过重。如果偶尔嘴馋，请一定要放在早餐少量食用

调整营养，打造易瘦体质

到了巩固期，减肥达到理想状态后，饮食也慢慢恢复了正常，但仍然不能暴饮暴食、偏食偏嗜。营养均衡的饮食，能保证身体有好的代谢，这样才能打造不易胖的体质。如果身体有高的基础代谢，即使在睡眠期间也能自动燃烧脂肪。那么，均衡营养怎么做到呢？

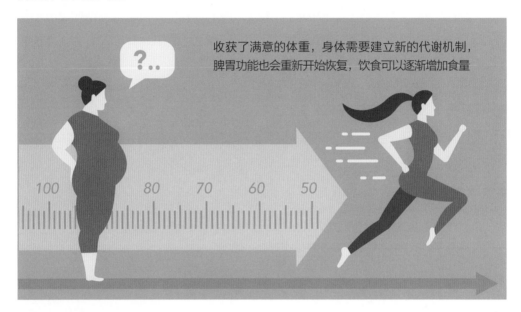

收获了满意的体重，身体需要建立新的代谢机制，脾胃功能也会重新开始恢复，饮食可以逐渐增加食量

选择天然食物

未经过加工或仅经过少量加工，其营养成分得到了很好的保留，且不会有油盐超标、添加剂过多的风险。

每日需要摄入的食物种类最好包括以下五类：

第一类是提供淀粉的主食，包括大米、全谷、杂豆、紫薯、山药、土豆等。

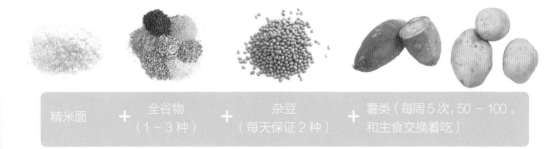

精米面　＋　全谷物（1~3种）　＋　杂豆（每天保证2种）　＋　薯类（每周5次，50~100，和主食交换着吃）

第二类是提供膳食纤维和维生素的食物，包括水果、蔬菜等。对于减肥者来说，深绿色叶菜（营养素密度很高）应当占总蔬菜摄入的一半。减重巩固期间，每天 200 克水果，不能少，可以在最饥饿的时刻享用，不仅补充膳食纤维，还可以缓解饥饿。

第三类是提供大量蛋白质的食物，包括畜、禽、鱼、蛋类。

第四类是提供优质蛋白质并且富含钙的食物，包括奶类、豆制品、坚果等。

第五类是富含特殊健康价值成分的菇类。食用菌富含的多糖，被证明具有提高免疫力、调节血脂、抗癌、抗血栓等作用。蘑菇等菇类纤维比较细，具有很好的吸水、吸附作用，用来做成菌汤，在胃里可以占位。

每天、每周实现食物多样化

应当保持食物的多样化，经常更换不同种类、不同品种的食物。比如说，用小米代替大米，经常吃些杂豆、薯类就更好了，每天主食原料应该不少于 3 种，蔬菜要吃 4 种以上。

《中国居民膳食指南（2016）》建议摄入的主要食物品类数（种）

食物类别	平均每天种类数	每周至少品种数
谷类、薯类、杂豆类	3	5
蔬菜、水果类	4	10
鱼、蛋、禽、畜类	3	5
奶、大豆、坚果类	2	5
合计	12	25

总量一定不能变

盘子中的总量一定不能变，吃了这一种，就要换掉另一种，或者另一种减少数量。如果吃了粗粮，就要减少精白米面；如果吃了鱼肉，就要减少畜肉；如果吃了瓜子，就要减少吃花生的量。确保每天摄入总热量不变。

对内接受自我，对外控制行为

研究显示，人越是压抑消极情绪，越可能变得抑郁；越是想摆脱痛苦，就越会变得沮丧。在巩固期，减肥者慢慢回到正常饮食，常会面对各种美食诱惑，此时要承认自己对美食的欲望，以及渴望某种食物的感觉，但可以选择不必为这些想法付诸行动。

接受自己的内心感受

大脑激活研究证实，一旦把压抑的想法表达出来，这个想法就不太容易被激活了。通俗点说就是允许你去想一件事，反而会减少你想起它的可能性。

这种方法对消除许多不好的内心感受都有用。去想自己所想，追随自己的感觉（你不必相信它是真的，不要觉得必须采取行动），这是治疗焦虑、抑郁和各种上瘾症状的有效方法。也就是说，减肥者放弃控制内心感受，反而能更好地控制外在行为。

别被自己的大脑打败了

现在，减肥者是小有成果，尝到了美丽的胜利果实了。那么接下来该怎么巩固呢？就怕一松劲再回去，那真是太可怕了。

减肥前，你的大脑已经接受了你的体重，尤其是体重高限。一旦你去跟它做斗争，在短期内体重减下来，挺高兴，它可能还在犯迷糊呢。一旦它醒过来，就会不择手段、千方百计地回到它认可的情况。无外乎出现这两种：

第一种，诱导你多吃，让你去看，那么多好吃的，你能吃一口、两口、三口接着就会有七八口。

第二种，让你懒得动，"太累了，你需要休息"，它不断暗示你。

大脑会记录你最胖状态，自然也会记住你瘦的状态，但需要的时间会比较长——大约需要 6 年的时间。如果 6 年以后，你的体重仍然是减重后的体重，那你就是一个成功者。

如何做到食不过量

控制自己的思想是件不可能的事。你能做的是选择自己相信什么，自己要做什么。

导致你肥胖的，主要是一些不良的生活习惯。如果这个根源没有改变，那么以后仍然会慢慢恢复原状。在巩固期要切记：一定不要暴饮暴食，每餐吃七八成饱即可。

少量多餐	就是把上面提到的那些食材种类，分成4餐、5餐、6餐，让胃里总有点东西，它就不容易饿，并且用一部分富含蛋白质的食材来减缓胃的排空，增加饱腹感。
每餐吃七八成饱	"七八成饱"就应该停在可吃可不吃的时候。你可能觉得胃里没装满，但这口不吃也没关系，这种肚子不胀、不打嗝的意犹未尽状态，其实是很健康的。坚持每顿吃七八成饱，对预防热量摄入过多引起超重和肥胖有重要作用。
减少在外就餐	在外就餐或聚餐时，菜品种类繁多，用餐时间长，会不自觉增加食物的摄入量，导致进食过量。参加社交活动的时候告诉朋友和家人，自己正在减肥，以免他们过于热情，强迫你大吃大喝。
肚子饿的时候 不去购物	经常购物的人都有这样一个体会：饥饿的时候很爱买食品，脑海里是看见什么都想吃，然后买回来发现数量太多，怕浪费就只好都吃了。反之，已经吃饱饭之后再去购物，很多食物就不再对自己产生诱惑。因此，要避免感到饥饿时出门购物。

减肥案例

有一个女孩从厌食一转弯转成贪食了。一大锅红烧肉，一顿就吃完了，这种暴食对人的心理有非常大的摧残，它慢慢会演变成一种心理疾病。其实厌食和贪食是一线之间，就一个病，那怎么办呢？看开点，看远点，把减肥的事情无限拉长，不要老想着这两天，你必须找到自己的一个快乐点、兴奋点，可以从工作中去寻找，可以从和别人的交往中找。比如：去看看电影，可能一会儿也就忘了吃了。你得去学会转移，这也是很好的调理。

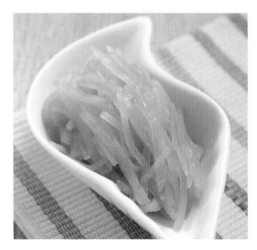

如果偶尔去餐馆吃饭，记得点些清淡低脂的菜肴，如白煮、清蒸、凉拌、绿叶蔬菜等，把这些菜肴事先写在单子上

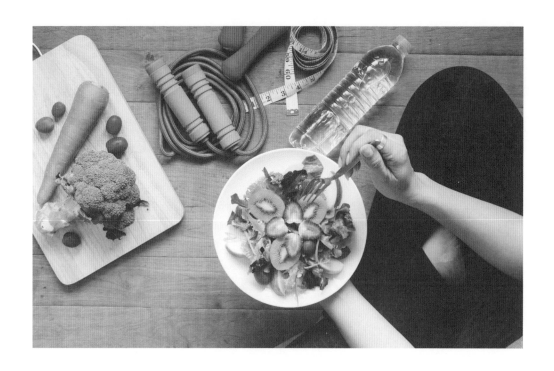

这些食谱照着吃，轻轻松松就能瘦

限热量平衡减肥食谱制订

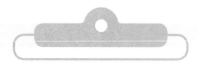

1. 根据身高体重情况，标准体重 ×20 千卡获得。

2. 根据体成分测定瘦体重进行：

BMR（男和女）=370+（21.6× 瘦体重千克）；

推荐热量摄入 =BMR×（1.2 ~ 1.3）-500 千卡；蛋白质 20%，脂肪 20%，碳水化合物 60%

其他饮食要求： 少油清淡，植物油每天 15 克（一勺半）以内，每日食盐 6 克（1 啤酒瓶盖）以内。

限热量平衡食谱

早餐	7：30	主食 _____ 克，粗细搭配 蛋白质食物 _____ 克（1个鸡蛋 + 牛奶或豆浆 250 毫升） ☐ 多种营养素制剂 _____ 粒 ☐ 鱼油胶囊（1 克）_____ 粒
加餐	10：00	水果 _____ 克 或者低脂 / 脱脂酸奶 _____ 克 或者功能性主食 _____ 克
	11：30	水 _____ 毫升
午餐	12：00	主食 _____ 克，粗细搭配 蛋白质食物 _____ 克 （50 克瘦肉 =1 个鸡蛋或豆腐 100 克或豆腐干 50 克） 蔬菜合计 _____ 克 （新鲜叶菜 _____ 克，新鲜菇类 _____ 克）
加餐	16：30	水果 _____ 克 或者低脂 / 脱脂酸奶 _____ 克 或者功能性主食 _____ 克
晚餐	18：30	主食 _____ 克 蛋白质食物 _____ 克 （50 克瘦肉 =1 个鸡蛋或豆腐 100 克或豆腐干 50 克） 蔬菜合计 _____ 克 （新鲜叶菜 _____ 克，新鲜菇类 _____ 克） ☐ 多种营养素制剂 _____ 粒 ☐ 鱼油胶囊（1 克）_____ 粒
加餐	睡前	水果 _____ 克；或者低脂 / 脱脂酸奶 _____ 克； 或者功能性主食 _____ 克

四色素便当

热量	碳水化合物
273 千卡	55.5 克

蛋白质	脂肪
11.8 克	2.9 克

材料

小白菜	150 克
玉米粒	100 克
紫甘蓝	100 克
糙米饭	100 克
熟白芝麻	10 克
盐	适量
胡椒粉	少许
香油	适量
醋	适量
白糖	适量

做法

1 将紫甘蓝洗净，切成细丝，加入适量盐，腌渍一会儿；小白菜洗净；玉米粒洗净。

2 紫甘蓝倒掉腌渍出来的多余水分，加入香油、醋和白芝麻拌匀。

3 锅中加入足量水煮沸，分别将玉米粒和小白菜下入锅中焯熟，玉米粒捞出后沥干，趁热拌入少许盐。

4 将小白菜捞出，用手挤干水分，剁成细末，加盐、胡椒粉、白糖和香油拌匀。

5 将糙米饭在便当底部铺满，然后将三色凉菜分别摆好即可。

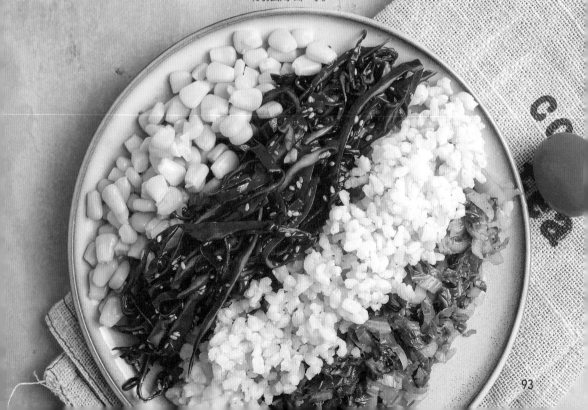

三文鱼紫甘蓝意大利面

材料

三文鱼	100 克
意大利面	50 克
紫甘蓝	30 克
四季豆	20 克
樱桃萝卜	15 克
混合胡椒粉	5 克
柠檬片	3 片
盐、料酒	少许
黑胡椒	少许

做法

1 三文鱼用混合胡椒粉、盐、料酒，腌制 30 分钟备用。

2 锅中加水烧开，把意大利面煮至没有硬心后捞出，铺入盘中。

3 烤箱温度调至 200℃，把腌制好的三文鱼烤 10 分钟左右。

4 将三文鱼和其他食材（紫甘蓝、四季豆、樱桃萝卜、柠檬片）一起摆盘，撒少许黑胡椒粉，即可食用。

热量
327.6 千卡

碳水化合物
39.9 克

蛋白质
23.8 克

脂肪
7.8 克

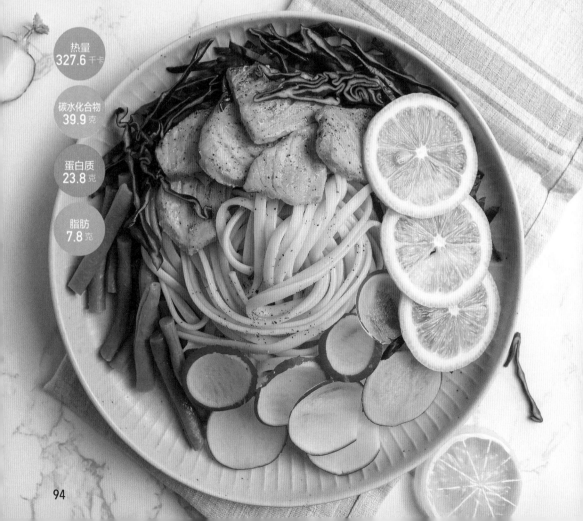

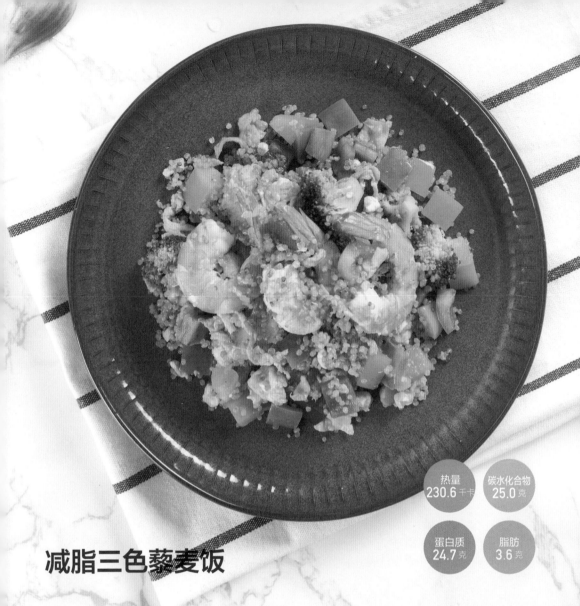

热量
230.6 千卡

碳水化合物
25.0 克

蛋白质
24.7 克

脂肪
3.6 克

减脂三色藜麦饭

材料

藜麦 ……… 30 克

西蓝花 ……… 50 克

基围虾 ……… 100 克

水果辣椒 … 50 克

鸡蛋 ……… 1 个

蚝油 ……… 1 勺

橄榄油 ……… 少许

料酒 ……… 少许

胡椒粉 ……… 少许

做法

1　基围虾切背去壳去虾线，用料酒、胡椒粉腌制一会儿；藜麦提前洗净泡发，用开水煮 10 分钟，关火闷 5 分钟，捞起备用；西蓝花切小块，焯烫后备用；鸡蛋打散备用。

2　不粘锅放入少许橄榄油，放入鸡蛋，翻炒均匀；改小火加入虾仁，翻炒均匀后，放入西蓝花和水果辣椒；倒入藜麦翻炒，放蚝油炒匀即可。

香煎大虾青蔬荞麦面

材料

鲜虾	120 克（6 只）
黄瓜	50 克
洋葱	30 克
紫甘蓝	30 克
菜花	50 克
胡萝卜丁	30 克
荞麦面	75 克
料酒	1 勺
生抽	1 勺
橄榄油	3 克
黑胡椒粉	少许
盐	少许（可以不放）
葱花	少许
蒜末	少许

做法

1 虾洗净，减掉虾须，从背部剪开虾壳，放入少许葱花、蒜末、生抽、料酒。

2 将黄瓜、洋葱、紫甘蓝、菜花洗干净，锅内放清水煮沸，放入菜花和胡萝卜丁，焯水 2 分钟，将上述食材摆至餐盘内。

3 锅内放清水煮沸，放入荞麦面，加少许盐，煮 8 分钟左右（半熟的荞麦面要适当缩短时间），至熟透，过凉水，捞至餐盘内。

4 平底锅预热，刷 3 克橄榄油，放入大虾，煎至虾两面变色摆盘。

5 摆好盘的食物上，撒上少许黑胡椒粉，即可食用。

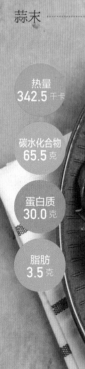

热量
342.5 干卡

碳水化合物
65.5 克

蛋白质
30.0 克

脂肪
3.5 克

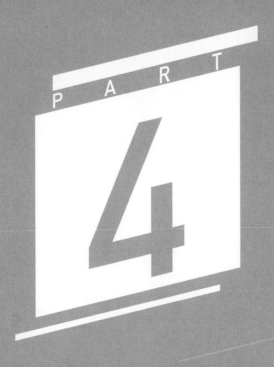

PART 4

再忙再懒，也能动起来

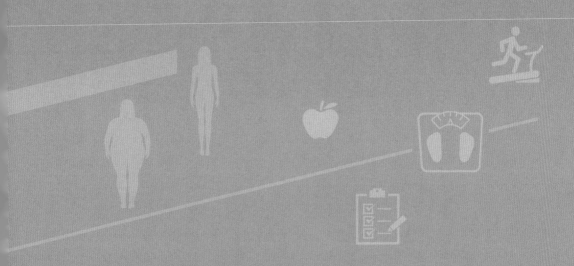

转变运动思维，瘦身更容易

不爱运动 ≠ 不能动

缺乏身体活动已经被世界卫生组织列为全球十大死亡风险因素之一。同时，缺乏身体活动也是心血管疾病、肥胖和糖尿病等非传染性疾病的主要风险因素之一。想要减重，如果对健身房不是特别迷恋，"生活方式锻炼"可能是更经济的选择。而且坚持"生活方式锻炼"的人体重更不容易反弹。

"身体活动"不等于"锻炼"

根据世界卫生组织的定义，身体活动和锻炼不是一个概念，锻炼是身体活动的一种形式，是有计划的、有组织的、重复性的活动，目的是改善或者维持身体健康。身体活动的范围更广，凡是收缩肌肉、消耗热量的活动都可以算在内，包括玩耍、出门遛弯、做家务等。

把运动融入生活

不一定要到健身房里锻炼才叫运动。健康的生活方式，其本质在于将健身活动融入日常生活，成为衣食住行以外的第五生活基本要素。关键是要结合自己的实际情况，构筑时间、空间和形式三个体育生活圈，从而实现一种"何时何地都在健身"的生活方式。所以，零碎的时间一定要利用起来做运动，不管是 3 分钟还是 5 分钟，而且能站着就别坐着。

对于减肥，提倡个人喜欢的运动 + "零碎运动"。只有自己喜欢的运动才能够长期坚持。随时随地运动，也有燃脂效果，适合每天拿不出足够时间做运动的肥胖者。比如扫地拖地、种花、逛街、购物、散步，多动就能减重。

从每天走 6000 步做起

步行是最安全、简单、有效的保健运动，其不受时间、地点、条件等限制，任何人都可以轻而易举地做到。

如果你不爱运动，就从步行做起吧！刚开始每天步行累积 6000 步，是比较容易做到的。上班一族应利用"零碎时间"动起来，如：每天上下班提前一两站下车，与家人、同事交流可以到外面边散步边聊天，在工作的间隙起身倒水……

后期如果已经适应了步行锻炼，就要一次性走完6000步，累积到每天10000步，这样消耗的热量就更多。

回到家干干家务

"没时间，太忙"是现代人懒得运动的最好借口。其实，平日里一些不起眼的家务活，也能起到锻炼身体、减肥健身的效果。不过，把乏味单一的家务劳动变成健身活动，还有个转化的过程。如：

1 拖擦地板时，不断变换姿势，将拖把从身体两侧互相交换，这样就能够使身体两侧的肌肉同时得到锻炼，两侧肌肉便得到匀称地发展。

2 吸尘时，一手提吸尘器机体，一手握持把手，弯腰前倾，右臂和左腿同时向前伸出，然后换左臂和右腿，可以锻炼肩膀、臀部和四肢。

3 晾晒衣服时，如果能将手臂伸直，脚跟抬起，腰背部的肌肉就可以得到伸展与锻炼。

4 以坐姿为主的家务，可以有节奏地耸动颈部、肩部。

5 以站姿为主的家务，可以有节奏地上下左右摆动腿部。

家务活应该快乐地干，就是要在一种愉快的心情下有条不紊地进行，可以放些轻松愉快的音乐，这样也能缓解压力。

运动所消耗的热量标准

三餐	消耗1单位热量（80千卡）	
	所需时间	运动种类
非常轻	30分钟	散步、家务（洗涤、扫除）、体操（轻）、乘坐公共交通工具（地铁、公交车且呈站姿）
轻	20分钟	快步走、洗浴、下楼、骑自行车（平地）、广播体操、打高尔夫球
中等	10分钟	慢跑、上楼、骑自行车（坡道）、打网球（练习）
强	5分钟	长跑、跳绳、篮球、游泳（蛙泳）、剑道

爱动 ≠ "慧动"

为了减重和预防体重反弹，必须制订一套减肥方案，选定个体化的运动方式，这样不仅有助于减重，而且还会更安全，避免运动中的肌肉损伤及意外伤害。

减脂的原则是定时、定量、定方式

定时是说，锻炼的时间应该相对固定，比如今天 18：30 开始练习，那么一个月之内都固定从 18：30 开始。

定量是说，锻炼的强度也应该相对固定，今天多一点、明天少一点的做法是不可取的。

定方式是说，运动方式有多种，打球、爬山、游泳、跳健身操等都是减肥常见的运动手段。有的人图新鲜，今天练练这个，明天做做那个，这样是不利于长久坚持以及养成习惯的。减肥时最好选择几种自己能坚持的运动方式，并有计划地安排在一个星期的某一天，这在一定程度上能促进自己减肥成功。

坚持多做几种运动

常年坚持一种运动固然是一个很好的习惯，但研究表明，坚持多做几种运动要比只做一种运动更有利于减肥。

坚持多做几种运动还有一个好处，那就是运动损伤的可能性更低。因为不同的运动使用的身体部位不同，身体的各个部位都"动"起来，既不会让某一部位劳损，也会让运动的过程更加有趣。

敲黑板
陈伟有话说

肥胖者适合什么运动

对于肥胖者来说，减肥的最佳运动是游泳、骑自行车远行、长距离快走等有氧运动。和跑步比起来，快走有一个好处，那就是脚踝受伤的可能性会大大降低。游泳时，由于水的密度和传热性比空气大，所以消耗的热量更多。另外，在水中，人体的大部分关节基本不受力，或受力极小，可以很好地保护膝关节。匀速蹬车时，有意识地进行深呼吸，还可以减少体内的脂肪。

注意间隔放松

在运动中，为了消除肌肉疲劳，防止由于局部负担过重而出现的运动伤，组与组之间的间隔放松很重要。由于各个运动项目的内容不同，间隔放松的形式也应有所区别。例如：

着重于上肢练习的项目，在间隔可做些放松慢跑。

着重于下肢的项目结束后，可以在垫子或草地上仰卧，将两腿举起抖动或做倒立。这样一方面可以促进血液回流，改善血液供给，另外也能使疲劳的神经细胞加深抑制，得到休息。

减肥运动处方四要素

运动类型：有氧运动 + 肌肉锻炼

运动训练有三类，分别是有氧运动、无氧运动和柔韧性运动。建议先从小强度的有氧运动开始，再增加无氧运动，接着是有氧运动加无氧运动。每天大概60 ~ 90分钟，每次最好10分钟以上。柔韧性训练，其实就是各个关节的屈伸，虽然对肥胖没有直接效益，但是如果没有柔韧性训练，那么有氧运动和肌肉锻炼就会大打折扣。

运动强度：中等最能消耗脂肪

要减肥，做到中等强度最好。中等强度运动正是通过脂肪来供给热量，此时消耗的脂肪量是最大的。高强度运动时肌糖原供热的比例更大，脂肪消耗不如中等强度。

运动频率：间隔时间不超72小时

有氧运动每天1次，抗阻运动可隔天1次，间隔时间不要太长。因为运动有一个累计效益，超过72小时不运动，前边运动产生的健康效益就会大打折扣。

运动时间：一次别超过1小时

每次运动持续10分钟，脂肪就已经开始消耗了。一天运动累计30分钟以上，60分钟以内能够很好地消耗热量、分解脂肪。原则上一次性持续运动不建议超过1小时，尤其是40岁以上的人，因为对关节不好。所以可以分两三个时间段来运动，能达到同样的效果。

"慧动"≠能坚持

前面，已经给了运动的一些技巧和方法，让运动更轻松、不受伤。但是对于减肥来说，让运动能够更具有持续性，让运动成为习惯，成为生活中不可分割的一部分，才是我们的重中之重。

给自己坚持下去的理由

1 在家放动感音乐跳一段舞蹈

很多朋友都喜欢听音乐，减肥期间不妨就在家随着音乐舞蹈，选择家里是因为不用迫于外人的眼光，可以自娱自乐，自我欣赏；另外，跳舞也是一个非常适合减肥的方法，这种快乐是发自内心的，不会有被迫感。

2 找教练指导

去健身房，找教练指导，教练的专业指导动作精准，燃脂更高效，而且可以避免运动损伤。同时也可以增加交友机会，朋友间的鼓励支持对坚持运动很重要。很多人有"花钱的总比免费的好"这种心理，这种心理也会促进减肥者坚持。

3 尝试运动可穿戴设备

运动可穿戴设备目前有很多种，多以具备部分计算功能、可连接手机及各类终端的便携式配件形式存在。主流的产品形态包括以手腕为支撑的 watch 类（包括手表和腕带等产品），以脚为支撑的 shoes 类（包括鞋、袜子或者将来的其他腿上佩戴产品），以头部为支撑的 glass 类（包括眼镜、头盔、头带等）。这些设备可以随时反馈自己的运动信息以及身体状况，对减肥者来说是一个很好的"监督"软件。

4 奖励自己

偶尔来点"半工半玩"式的运动，如骑自行车去参观啤酒厂或跑步去烤肉店，奖赏下自己，能鼓励自己继续坚持运动。

运动释放让人快乐的多巴胺，是会上瘾的

运动会产生多巴胺。多巴胺是一种神经传导物质，它可以传递兴奋及开心的信息；另外，多巴胺也与各种上瘾行为有关。简单来说，你玩游戏、旅游、看书、交友、吃巧克力等感觉快乐，都是因为这些行为刺激大脑产生了多巴胺。相反，当你的身体缺乏多巴胺，你会感觉干啥都没有意思。

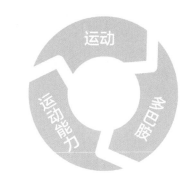

运动是一项成本低、收益高的项目。长期坚持运动，不仅能促进减肥，对身体也大有益处。运动释放多巴胺的同时，多巴胺也会反作用于运动，增强运动者的运动能力，而运动能力提升，也会使运动者更加喜欢运动。

对于许多焦虑的人来说，在日常生活中坚持慢跑，可以缓解焦虑的心情。人体在运动的时候可以转移注意力，这个时候可以将全部精力都转移到运动上，能暂时缓解焦虑心情。

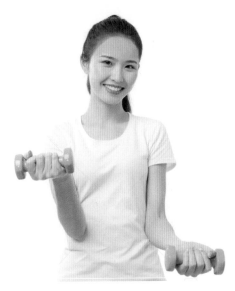

持续运动会增加多巴胺的分泌，一般在运动 10 分钟以后多巴胺的分泌就会增加，而运动项目中跑步是产生多巴胺最有效的方式。运动时多巴胺增加，运动后多巴胺分泌量还会保持一定时间的增长，使跑步者产生幸福的感觉，这种情绪感受也会让很多人对跑步越来越上瘾。

运动后你觉得开心，大脑为了再次获得这种舒适的情感体验会促发你进行下一次的活动。想让运动成为你的快乐之源，开始之前就不要想得那么痛苦，以轻松愉悦的心情开始，先撑过高心率的痛苦，让身体承受极限，再回到中等心率时，就会产生多巴胺，让你感到快乐。久而久之，随着身体的记忆功能，慢慢你会发现运动是快乐的，你能从运动中收获很多快乐，这种快乐也会促进你长期坚持运动。

掌握这些运动常识，事半功倍

运动前后 1 小时吃什么

运动前后吃什么食物，更能帮助身体从事运动、恢复体力呢？在运动前后 1 小时的"黄金时段"内补充正确的食物，可以让减肥效果事半功倍。

运动前 1 小时吃什么

1 优质蛋白质食物
挨饿运动会加速消耗肌肉里的蛋白质，因此，可以食用一些鸡蛋、豆浆、牛肉、去皮鸡肉等低脂又富含蛋白质的食物。

2 喝一杯无糖咖啡
有研究指出，适量的咖啡因能提高脂肪的燃烧效率，在运动前饮用一杯无糖、不加咖啡伴侣的咖啡，对减脂有帮助。容易心悸、失眠的人最好不要饮用咖啡。

3 适量补充碳水化合物
运动会消耗体内的热量与水分。如果空腹运动，人很容易产生补偿心理，运动后反而会吃得更多，这不利于减肥。最好在运动前 1 小时补充适量的碳水化合物，如高纤饼干、酸奶、新鲜水果等容易消化的食物。这样做能避免运动后血糖下降过度引起低血糖，还能降低运动后的疲劳感与饥饿感。

运动后 1 小时吃什么

1 补充水分
由于消耗了热量，运动后很容易有饥饿感。这时候最好不要马上进食，至少等到运动结束后 1 小时才吃东西，以免在体内迅速流动的血液冲到肠胃道中，造成不适症状。运动后应及时补充水分，最好选择饮用白开水，一小口一小口地喝。

2 少量的高纤食品
运动后 1 小时，可以少量食用杂粮粥，有助于身体脂肪燃烧。如果在运动后 2 小时还没有吃正餐，可以吃些固体食物，如燕麦片、魔芋、玉米、鸡蛋等补充碳水化合物和蛋白质。

运动前做好热身活动

有的人一上来就投入正式运动，容易在运动过程中造成不必要的肌肉损伤。健身活动前要逐渐预热，使身体慢慢进入状态，以便为正式运动做好准备。在进行准备活动时，既要将躯干、肢体的大肌肉群和关节充分活动开，也要注意各个小关节的活动。

心血管准备活动应先于主要身体活动，可以进行快步走或慢跑 2 分钟，心血管系统有个适应过程，减少由于心脏冠状动脉缺血引起的心跳异常。

在心血管准备活动之后可以做一些伸展性体操和牵拉性练习，使身体各器官充分活动开，预防肌肉拉伤。

学习一套热身活动操

肩：手双扣，左右全方位拉伸。

腰身：双手反交叉，前后左右拉伸。

腿：前抬腿，侧抬腿，后抬腿，前左探身，前探身，前右探身。或者面对墙壁，两脚距离墙面 50 ~ 60 厘米站立，左脚前迈使双手扶墙。右脚跟贴在地面，脚尖稍微内旋，膝关节保持伸直，骨盆前送。左腿屈膝使身体前倾，头逐渐接近墙面，保持 15 秒钟，然后换腿练习。练习 1 ~ 3 次。

膝关节：深蹲。两脚开立比肩略宽，脚趾朝前，双膝微屈；挺胸、收腹、展肩，双眼直视前方；缓缓屈膝下蹲，就好像你坐在椅子上，直至大腿同地板平行，保持 15 秒钟；缓缓直立身体，回复到起始位置，重复上述动作。

热身活动做多久

热身活动一般 5 ~ 10 分钟，天气冷时可长一些，10 ~ 20 分钟，天气热时可短一些，3 ~ 5 分钟，如果活动形式只是散步，可以不做准备活动。

运动后不宜"急刹车"

由于长时间运动，人体热量大量消耗，同时由于代谢废物不能及时排出体外，机体随之会出现保护性反应——疲劳，表现为生理功能水平下降。运动锻炼后5～10分钟的整理活动有助于将更多的代谢废物排出，加快体力恢复，并能防止运动锻炼后休克（下肢的静脉血液不能借助于肌肉运动流回心脏，导致头部供血的不足）。整理活动内容大致有四类：

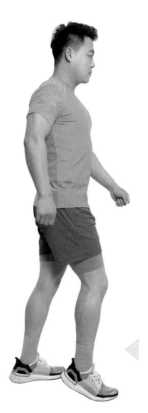

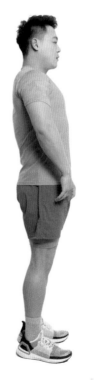

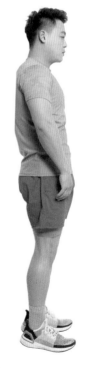

2 下肢柔软体操和四肢伸展活动，如压腿、扩胸。

1 1～2分钟的缓步慢跑或步行。

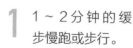

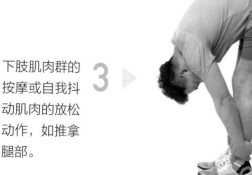

下肢肌肉群的按摩或自我抖动肌肉的放松动作，如推拿腿部。 **3**

4 呼吸练习（腹式呼吸）或者深呼吸操。

最适合减重的心率和运动表现

判断日常运动的强度和消耗有不少方式，比如摄氧量、热量测算等。而测心率是一种方便、低成本、快速的指标。不管是有氧运动还是肌肉锻炼，都要有一个合适的心率才能达到最佳的减重效果，保持最佳的运动心率对运动效果和运动安全都是很重要的。

最适合减重的心率

心率要达到目标心率时才有燃脂减重的作用，目标心率可根据最大心率算出，每个人的心率不一样，所以最大心率也不同，一般可以用卡氏公式计算，最大心率等于220减去年龄。比如：婷婷今年28岁，那么她的减重心率应为：

220 − 28（年龄）= 192（次／分）

我们可根据最大心率将心率分为以下5个区间：

热身	燃脂减重	有氧耐力	无氧耐力	极限
50% ~ 60%	60% ~ 70%	70% ~ 80%	80% ~ 90%	> 90%

经研究发现，当心率保持在第2区间，即60% ~ 70%时，燃脂减重效果最佳。

192×60% ≈ 115　　192×70% ≈ 134

即运动时心率控制在115 ~ 134次／分，就可以起到最佳燃脂减重的效果。

如何在运动中达到减重心率

算出最佳燃脂心率区间，那么如何保证在运动时达到这个心率区间呢？比如借助手机APP软件等来监测心率区间。

运动强度和有益的身体活动量

身体活动强度指单位时间内身体活动的能耗水平或对人体生理刺激的程度，分为绝对强度和相对强度。国际上通用的表示绝对强度的单位是代谢当量（MET，梅脱），相对强度属于生理强度的范畴，一般使用最大心率的百分比来表达。

运动强度	代谢当量	自我感觉	运动形式
低强度	1.1 ~ 2.9MET	运动中能轻松自如地谈话、唱歌；心跳、呼吸没什么变化，不出汗	家务活、侍弄花草、提笼遛鸟、散步、打太极拳、练气功、钓鱼等
中强度	3 ~ 6MET	需用力但仍可以在活动时轻松讲话	快走、爬楼梯、跳舞、演奏乐器、休闲游泳、打网球、打高尔夫等
高强度	7 ~ 9MET	需要更用力，心跳更快，呼吸急促	跑步（5千米/时）、快速蹬车、比赛训练或重体力活动（如举重、搬重物等）等

注: 1MET 代谢当量 = 耗氧量 3.5 毫升（千克体重/分）=1 千卡（千克体重/小时）

适中运动强度的生理表现

1. 运动过程中微微出汗，呼吸和心跳稍有加快，呼吸不急促，不影响正常对话。

2. 运动结束后，心率可在 5 ~ 10 分钟恢复正常。如果运动后，休息 10 ~ 20 分钟心率仍不能恢复正常，出现疲劳、心慌、食欲减退、睡眠不佳等情况，则为运动量过大，应该酌情减少运动量；反之，在运动中可以自如唱歌，运动后身体无发热感、没有出汗，心率无变化或者在 2 分钟内迅速恢复，则表示运动量不足，可适度增加。

3. 运动后感觉稍累，没有持续的疲劳感或者其他不适感，即便出现疲乏倦怠或肌肉酸痛，也可在短时间内消失。

4. 运动后食欲和睡眠良好。

敲黑板
陈伟有话说

数心率

如何算出运动后的心率，有个简单的方法：运动刚结束时数脉搏（触摸手腕部的脉搏或颈侧脉搏）15 秒，再乘以 4 即得出 1 分钟的脉搏。如果运动后时间稍长才查脉搏，不妨在查出的脉搏数上再加 10，基本就是运动时的心率了。

运动后的调整

运动后的恢复很重要。很多人在运动后不注重恢复，导致精神不济，这不仅影响工作和生活，也让健身效果降低不少。更重要的是，疲劳的身体如果再参加运动，还会加大受伤的风险。那么，运动结束后应该做些什么，通过哪些方法可以让自己的身体尽快从疲劳中恢复过来？

提供营养

睡觉和进食是恢复精力的最佳方式。任何运动之后，都应该吃一些东西补充热量，食物的摄取应以碳水化合物、蛋白质、维生素和矿物质为主。摄入量因人而异，一看状态，二是看目的：有的人习惯运动后少吃；有的人运动就是为了塑身，运动后吃一点儿，再喝点运动饮料补充一些电解质也行。

睡前可以冲个热水澡

运动完回家冲个澡是很好的放松方式，但是冲澡的温度和时间很重要，特别是在夏天，运动完汗流浃背，觉得冲个凉水澡更舒服。其实水温应略高于体温但不高于40℃为最佳，这样可以加快血液循环，促进身体的恢复，同时还能起到镇静神经的作用，促进睡眠。

对于爱美的女性来说，热水浴后30分钟是瘦身良机，用塑身霜在需要"雕塑"的身体部位以打圈的方式涂抹，每次20分钟，不但有润肤作用，还可有效去除角质。

当然，如果每天都进行快走、瑜伽等出汗量不多的运动，就没必要天天冲澡，可以泡泡脚。

睡眠最关键

晚上运动的人，运动结束后1小时再进入睡眠状态，这样可以让身体从兴奋状态中逐渐平复下来，有助于睡眠。睡眠时间可稍微延长，达到8～9小时，这样能够加速恢复。

如果是早上运动，下午又很忙，中午适当睡一会儿是很好的选择，午睡时间控制在1小时内。

另外，当人感到很疲劳的时候，最好还是放弃运动。哪怕是让自己先打个盹，也比勉为其难地锻炼明智得多。因为当人缺觉时，激素水平会发生变化，身体会更渴望吃碳水化合物类食物。

坚持记录运动日志，告别不良生活方式

一串串的数据就是坚持下去的动力

健身并不是只做一系列有严格标准的锻炼，而仅仅是需要我们的身体活动一下。当运动成了一种习惯，你就会惊喜地发现，何时何地都可以动起来，而一串串的数据将是你减肥的动力。

目标"数字化"

"每天多活动点"这个想法很抽象，不如换成"每天走路1小时"（刚开始时每天走路30分钟，逐步增加到45分钟，然后到1小时）或"每天走1万步"。

如果你很喜欢快走，那么，最好给自己设计一条走路的路线。如果这条路线富含多样的地形（有平地，也有起伏的小坡），那就更好了。

当你快走或慢跑时，可以借助手机App软件，记下你的步数，它会鼓励你走得更多。

告诉自己健身已有效果

当你发现衣服变得更合身了，力气也大了、耐力更强了，这时的感觉一定是很棒的。这说明你的身体素质正在变好，你可以留意一下生活中这几个方面的改善：

1. 头脑敏捷，思维更加清晰。
2. 精力更充沛。
3. 感觉到心跳不再急促。
4. 体检时血脂、血压、血糖等各项指标都变得更好了。
5. 晚上睡得更香。

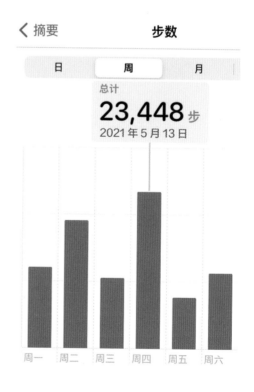

运动日志记录方法

怎么记运动日志

详细记录自己每天的运动情况，对比实际健身效果，对于日后的运动项目、方法等的调整具有很好的参考价值。尝试把一些与健身相关的事情记下来，比如你每天应该达到多少运动量，要走多少千米／多少步或者要举多少下哑铃等。

星期 ＿＿＿＿　日期 ＿＿＿＿　天气 ＿＿＿＿　运动总时间 ＿＿＿＿

运动项目	持续时间	距离／组数	速度／阻力	热量
有氧运动				
无氧运动				
柔韧性训练				
每日评估	差	一般	好	非常好
安静心率				
睡眠时数				
心情				
胃口				
活力指数				
运动感受				

运动感受是浓重的一笔

人和动物的区别之一，是人具有复杂的心理感受和精神需求，如果只注重身体的活动，把精神抛在一边，运动就会变得枯燥乏味，所以需要记录一些运动中的体会。可以记录今天的心情和运动的感受、有没有什么进展，耐力是不是比以前好了等。

警惕运动损伤

身体信号	解释说明
头晕	在健身活动中,除了开始练习某些旋转动作,一般都不会出现头晕的感觉。若发生头晕,则不应勉强活动。尤其是中老年人,应停止活动,就医诊疗。要特别注意心血管系统和颈椎方面的检查
头痛	在体育活动中或活动后都不应发生头痛。发生头痛时,应停止活动,侧重对神经、心脑血管系统的检查
气喘	气喘在运动中是一种正常现象,不同强度的运动会发生不同程度的气喘,经休息可恢复正常,这是正常生理现象。但若轻微活动就喘,且长时间休息还不能恢复,这属于异常现象。应停止活动,侧重对呼吸系统检查和诊疗
渴	运动后常感到口渴属正常现象。如喝水多,仍渴而不止,小便过多,这属异常现象,应检查胰腺内分泌功能
饿	运动后食欲增加,属正常生理现象。但若食量骤增且持续,应去内分泌科检查胰腺分泌功能
厌食	剧烈运动后,暂时不想吃饭,休息后食欲转好,这是正常现象。如果长时间不想吃饭而且厌食则属异常,应检查消化功能
乏	健身活动后产生疲乏是正常现象,一般休息15分钟左右应有所恢复。如果持续数日不能恢复,则表明运动过量,可减少运动量。如减轻运动量后仍感持久疲乏,应检查肝脏和循环系统
痛	刚开始活动,或者长久停顿后又恢复活动,或变换新的活动内容,都会引起某些部位肌肉的酸痛,这是正常现象。肌肉虽然酸痛,但一般不会引起功能障碍。若疼痛发生在关节或关节附近并且出现关节功能障碍,这就不正常了。应停止活动,检查关节有没有问题

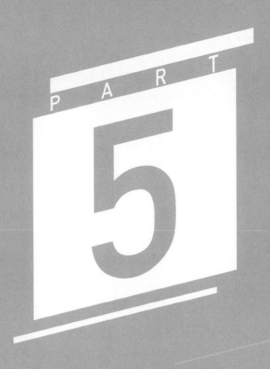

PART

5

运动阶段管理，
秀出马甲线

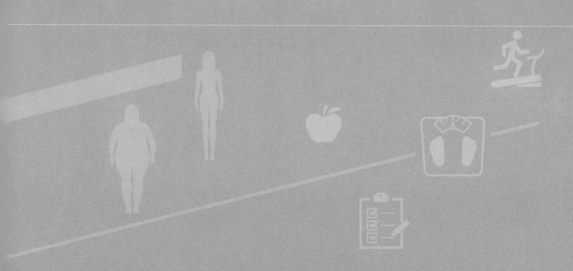

第一阶段：
运动碎片化，从5分钟开始

只要动起来，就会消耗热量

对于初次接触健身减肥的人来说，都觉得只有去健身房跑步，或者骑自行车才是最佳减肥途径，要么就是坚信跑上半小时的减肥效果最好，难道偶尔起来做几个深蹲、跳几下，或者爬几分钟楼梯就不算运动了吗？

其实不管什么类型的运动、怎么去动，在人体的几大功能系统里，只要一运动，你吃进去的所有食物（米饭、面食、烤肉等）都将转化成储备热量，并参与全身的热量消耗。只不过脂肪和碳水化合物在不同的运动时长里是有变化的，通常情况下，有氧运动的脂肪供能占比较大。所以不必纠结哪种运动更燃脂，只要动起来，脂肪就会参与供能，就在燃烧，所以不妨选择一个自己更喜欢，更容易坚持的形式。对于没有大块时间去运动的人来说，碎片化运动是一个比较好的选择。

"完成"大于"完美"

不要因为没时间就不去做，即使计划再完美，但如果不做就等于0。

一定要热身

热身其实不需要太多，比如深蹲，建议可以先利用自重做两组深蹲，每组10个就可以。然后再增加负重训练，这样可以让身体有一个适应的过程。

碎片化健身1小时效果也很好

去健身房有专业的教练指导，会帮助我们提高减肥效果，但其实每天抽出1小时的碎片化时间进行健身，效果也很好。另外，饭前运动效果会更好，因为运动后吃的食物会有一部分直接参与到营养分配，从而减少脂肪堆积。

短时高效

俗话说"不以善小而不为"，运动同样适合这个道理。有的人去健身房健身，健身30秒，休息2分钟，这样的有效时间其实并不多。在家里通常没整段时间运动的人想要瘦身，就要做到短时高效。利用空闲时间，抽空就去做一组动作，比如深蹲、俯卧撑、平板撑等。

推荐几款适合碎片化运动的工具

椅子

椅子可以用来充当辅助器械，帮助你完成一些简单的运动。比如：挺直腰背坐在椅子上，臀部靠在椅背上，深深地吸一口气，一边呼气一边让双腿向上抬高，直到双腿与地面平行。一边吸气一边把双腿放下，全身放松，动作重复5～10次。这种简单的动作可以达到收紧肌肉的效果。

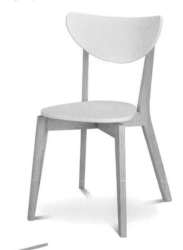

弹力带

易于操作的弹力带也是不错的运动器具。弹力带本身有一定的弹力，使用弹力带可以帮大家控制运动轨迹，运动幅度也相对固定，有利于减少运动中可能造成的关节损伤。弹力带的收纳也很简单，可随时随地锻炼。

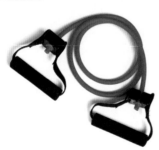

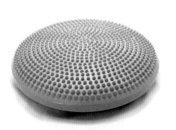

减肥案例

盈盈是一位早九晚五的上班族，下班后还要陪孩子玩。由于产后没有及时调整身体，一直处于微胖状态。她想要运动真的没有时间，有一天听同学介绍了一套在办公室就可以做的减肥操，利用的工具也很简单，一把椅子就可以，盈盈照着做了一个月，足足瘦了5斤，办公室的小伙伴们也纷纷效仿。可见，只要下定决心运动，总会有时间，并且也会取得很好的效果。

平衡垫

人在平衡垫上晃动的过程，其实是一个反复破坏平衡、建立平衡的过程，可以调动不同的肌肉参与平衡控制，反复训练有利于提高肌肉的反应速度。大家可以逐步实现从两脚站立到单脚站立，每次不超过1分钟，每天可以多次锻炼。

5 分钟可以搞定的燃脂动作

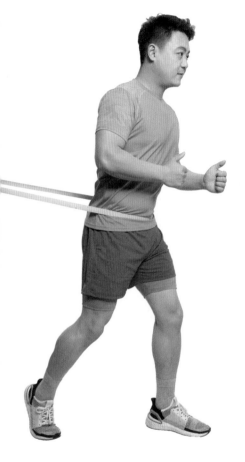

扫一扫，看视频

弹力带原地跑

动作要领：双臂前后摆动，在原地跑步；躯干微向前倾，脚落地时，前脚掌先着地。

弹力带可以给我们一个额外向后的阻力，可以更好地模拟真实的跑步阻力模式。

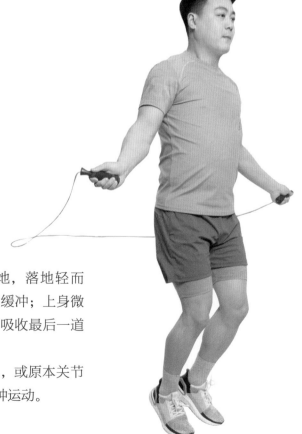

跳绳

动作要领：跳跃时脚尖着地，落地轻而浅；膝盖微微弯曲，下落时吸收缓冲；上身微微前倾，用臀部和肱二头肌肌群吸收最后一道冲击力。

注意：如果自身体重比较重，或原本关节不是很好，则不建议采用跳绳这种运动。

弹力带上台阶

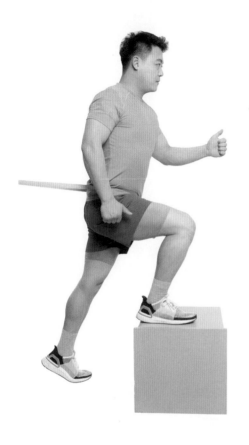

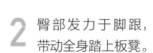

1 保持上半身直立，单脚踏上板凳，膝盖尽量不要过脚尖。

2 臀部发力于脚跟，带动全身踏上板凳。

3 回到起始位置，换脚重复。

这个动作也可以用上楼梯代替，其对膝盖冲击小，消耗的热量也很可观，还可以高效翘臀，是一个很好的选择。

椅子减肥操

瘦手臂

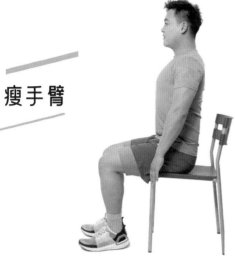

1 挺直腰背坐在椅子上,双手掌心向下放在椅子边缘,指尖向着臀部的方向,膝盖弯曲成90度角。

2 然后臀部慢慢向前移动,直到臀部完全离开椅子,悬在半空,双手用力按着椅子支撑身体重量,膝盖保持90度弯曲,此时注意不要把椅子弄倒。

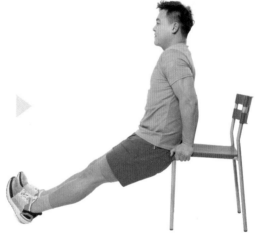

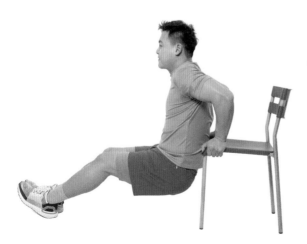

3 在动作1的基础上,挺直腰背,一边吸气,一边弯曲手肘,身体往下沉,注意臀部不要坐在椅子上,用手臂支撑着身体的重量。一边呼气,一边慢慢伸直手臂,身体向上移动,恢复到原来动作1的姿势,注意膝盖弯曲90度。重复这套动作10次。

瘦下半身

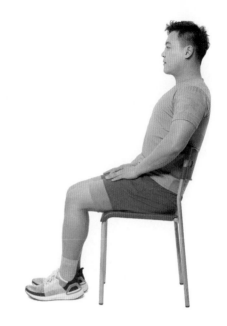

1 挺直腰背坐在椅子上，要坐得深一点，臀部靠在椅背上，深吸一口气。

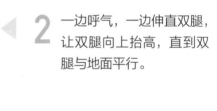

2 一边呼气，一边伸直双腿，让双腿向上抬高，直到双腿与地面平行。

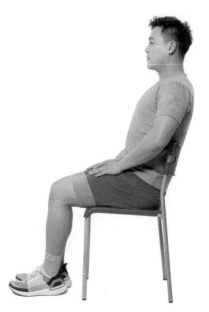

3 一边吸气，一边把双腿放下，上半身放松，重复抬高双腿的动作 5 次。

瘦背

1 挺直腰背坐在椅子上，双手在胸前端平。保持下半身不要动，左右扭动上半身。头部也跟着左右转动。

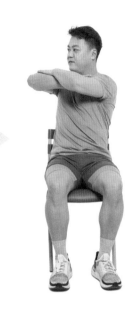

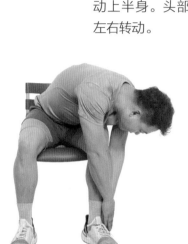

2 坐在椅子上，弯曲背部，俯下上半身，用双手抓住脚跟，注意坐骨不要离开椅子。

瘦肩膀

1 挺直腰背坐在椅子上，有意识地端正骨盆，不要向前后左右倾斜，双手放在肩膀上，手肘在左右两侧画圆。一边感受肩胛骨和手臂的运动，一边画圆。

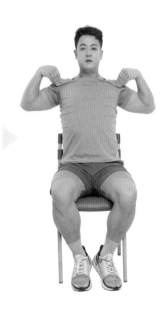

2 左手向天花板方向伸直抬高，身体稍稍向右侧倾斜，注意腰挺直，不要弯曲，坐骨不要离开椅子。

第二阶段：
"运动小白"想健身该从何做起

制订一个可实施的计划

制订计划一定要符合自身情况

计划一定要具有长期性并且简单可实施，只凭一身热血，斗志昂扬地奋斗几天，随之而来的便是浑身酸痛，后续一提起运动便头痛，觉得太难。

最初阶段的计划，不要过于强求，有的人能跑50分钟，有的人跑5分钟就气喘吁吁，每个人的身体素质不一样，制订计划的时候也要量力而行。中等强度持续性的有氧运动可以提高耐力以及心肺功能。耐力和心肺功能提高后，做后续难度高一点的运动也会相应省力，更易于长期坚持。

在最初阶段，尤其对于健身小白，刚开始推荐持续性有氧运动，例如步行、快走、跑步、骑自行车等，这样的运动尤其适合初级健身者或心肺能力较差的健身者，以及过于肥胖的人。

从持续性有氧运动开始

什么是有氧运动

有氧运动是指运动时体内代谢以有氧代谢为主的耐力性运动。有氧运动可提高机体的摄氧量，增进心肺功能，是达到健康效应的最佳方式。进行有氧运动时，人体吸入的氧是安静状态下的8倍。长期坚持有氧运动能增加体内血红蛋白的数量，提高机体抵抗力，抗衰老，增强大脑皮层的工作效率和心肺功能，增加脂肪消耗，防止动脉硬化，降低心脑血管疾病的发病率。

有氧运动必须具备三个条件

1. 运动所需的热量主要通过氧化体内的脂肪或碳水化合物等物质来提供。
2. 运动时全身2/3的肌肉群都参与。
3. 运动强度在中低强度，持续时间为15～40分钟。

哪种有氧运动减脂效果更好

那么，对于持续性的有氧运动来说，哪种减脂效果更好？显然是高强度的有氧运动。低强度的有氧运动脂肪供能比例较大，但因为运动强度低，消耗的脂肪总量一般比中高强度运动时消耗的脂肪总量少，所以减脂效果不如中高强度的有氧运动。

另外，有研究表明高强度运动跟低强度相比，更有抑制食欲的作用。从循环角度讲，运动时血液重新分配，更多血流向运动系统，内脏的血液相应减少，胃黏膜的血液减少后食欲会减低，正如人在紧张的时候不想吃饭的道理是一样的。

有氧运动健身可因地制宜、量力而行

1 运动时间可每周3～5次，每次30～45分钟。

2 强度可因人而异，20～30岁的运动时心率维持在每分钟140次左右，40～50岁的心率每分钟120～135次，60岁的心率每分钟100～120次为宜。

减肥并不是一蹴而就的，几乎所有人都知道要想减肥，有氧运动是一种非常有效的方式。但对于很多人来说，运动起来太累了，根本没有办法坚持。所以，要想减肥，应该遵循循序渐进的原则，刚开始建议做一些低强度的有氧运动，让身体有一个适应期和过渡期。有很多人在前期减肥阶段，一开始几天斗志昂扬，每次跑步都元气满满，但几个回合下来便将运动这件事抛到九霄云外。其实，不管什么运动，能长期坚持，适合自己才是最有利的。

敲黑板 陈伟有话说

跑步、走路混搭是不错的方式

对于刚开始进行跑步的新手、心肺功能较弱或者体重较重的人来说，可以采用跑步走路混搭的方式进行锻炼。当跑到疲劳的时候，开始走路，让心率恢复到舒适的状态，然后再次跑步，通过走路跑步混搭可以让这项运动更容易坚持下来，而且减肥效果也很好。

减肥案例

丽丽今年30岁，是个全职妈妈，平时照顾孩子也没时间去健身房，家附近有个公园，丽丽带着孩子在公园玩的时候，便绕着花坛带孩子跑步，有时快跑，停下来慢走，然后接着快跑、慢走，就这样坚持了一个月，惊奇地发现自己瘦了3斤。其实并不是我们没有时间运动，很多时候是我们没有合理地利用身边的条件，相信只要想运动，就一定会有时间。

动作正确才能减少运动损伤

热身

这对于跑步或任何形式的锻炼都是必要的，让我们的身体和大脑为接下来的运动做好准备。

保持水分

建议运动前先准备好一瓶水，这样跑步过程中或结束后就能快速给身体补充足够的水分使其正常运行。

姿势

正确的姿势能让运动持续更久，得到更多的运动量，另外，专注于姿势能防止我们在跑步时机械化迈腿，避免疲惫或厌倦。

频率

对于跑步经验不丰富的人来说，不要每天都跑，建议一周 3 次，最后进阶到跑三天休息一天，循序渐进地提高耐力，避免运动后的过度疲劳。

注意呼吸

可以通过鼻子和嘴巴协同呼吸来获得更充足的氧气，有需要的话还可以练练腹式呼吸。

跑步速度

建议以良好稳定的慢跑开始，再均匀提速。如果中途觉得跑不动了，可酌情转换成慢跑或快走。

伸展运动

运动后做一些温和的伸展运动，拉伸股四头肌、肌腱以及小腿等主要肌群，可以为下次的运动奠定一个良好开端。

敲黑板
陈伟有话说

每天坚持腹式呼吸

腹式呼吸不仅可以让运动更轻松，也有利于消除腹部脂肪。

具体做法：想象丹田（肚脐下三根手指的位置）里，有一个假想的"小气囊"。用鼻子吸气，把吸进去的空气一路从胸部、腹部送下来，一直送到"小气囊"里。此时，小腹会微微凸出。然后，再深深地吐气，把"小气囊"里的空气全部呼出。

适合"运动小白"的运动

常见的有氧运动方式有很多，如果条件允许，都可以尝试一下，然后选择自己最喜欢的长期坚持就可以了。

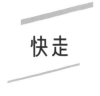

快走

快走是一种既方便又简单的运动，适合除严重腿部损伤以外的绝大多数人。很多时候在户外就可以进行，不见得一定要去健身房。相比之下，快走对膝盖的磨损是非常小的，强度也较其他有氧运动小。如果在有跑步机的前提下，还可以把快走进阶成坡度走。

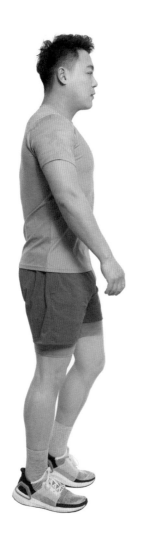

1 热身，可以像平时走路一样，抬头挺胸，双臂自然摆动。这个阶段是为了在进入快走阶段前，平稳呼吸节奏，调整好步伐，使整个身体活动开。

2 有意识地加快步伐，抬头挺胸，双臂自然摆动，一般步幅40厘米，步频每分钟150~180步。10分钟走600~700米，呼吸达到微喘还可以交谈的地步。

3 慢慢调整步伐至正常走路状态。

慢跑

慢跑适合大多数人，可以通过循序渐进、微量递增的方法，几个月内完成新手到初阶跑者的转变，当然慢跑对技术动作有一定的要求。对于普通爱好者来说，不存在所谓绝对标准的跑步姿势，要在前进的过程中逐步纠正。另外，充分的热身和练后拉伸，以及适合自己的跑鞋会令训练者事半功倍！

1 热身，这个阶段需要将步伐从正常走路加快到快速行走状态，目的是将身体充分活动开，为慢跑做准备。

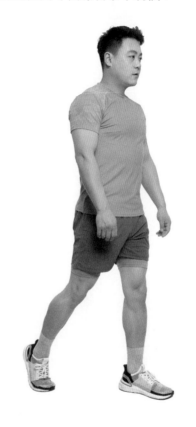

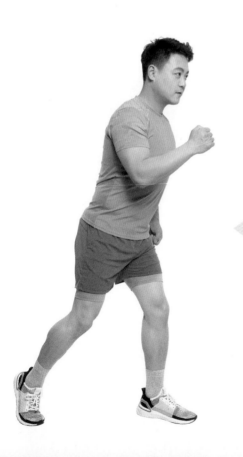

2 慢跑阶段，从快走自然过渡。这个阶段中需要将心率调整到中低强度运动心率。空腹进行慢跑减肥效果更好。

3 放松环节，平复呼吸，继续走3~5分钟，不要立刻停下来。

有氧瑜伽

1　站到垫子的一端，双手合十于胸前，保持小臂与地面平行，腰背直立，感觉呼吸通畅平稳。

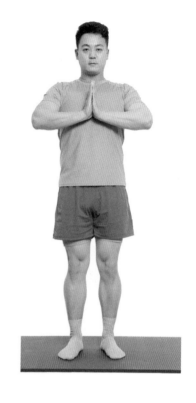

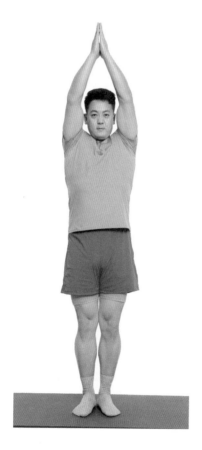

2　吸气，手臂向上延伸，感觉大臂紧贴耳后，将下颌微微抬起，呼气，顶出胯部，上身及头部向后。（保持一次呼吸）吸气，抬头，带动身体回正。

3 呼气，身体向前向下，可以的话双手抱住小腿，用额头去触碰小腿胫骨，感觉大腿后侧非常紧张，一定要保持膝盖绷直和平稳的呼吸。

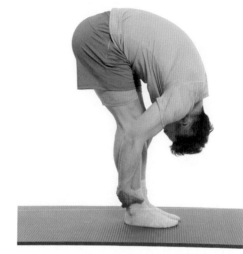

4 吸气，抬头，弯曲双膝双掌贴地。呼气，右脚一步向后跨出，右脚的膝盖和脚背贴地。吸气，抬头带动身体直立起来，尽可能地将胯部向下压，呼气，身体向后，注意保持身体的平衡。吸气，抬头带动身体回正。

5 呼气，双手放回到脚的两侧，吸气，右脚一步向后跨出与右脚并拢，踮起脚尖，将臀部向上抬高，呼气，双肩下沉，尽量用额头去触碰地板。保持平稳的呼吸，放松颈部。

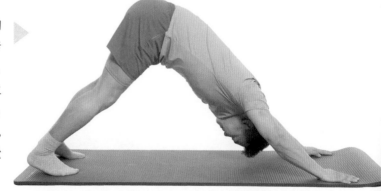

6 吸气，抬头，放低臀部，让身体成斜板状，不要耸肩，呼气，眼睛平视前方。

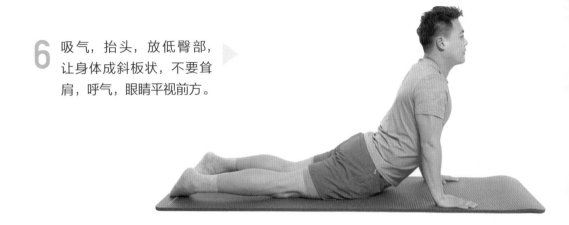

7 吸气，抬头。呼气，弯曲双膝，双腿的膝盖和脚背贴地，上身自然地向前向下，额头点低，放松全身，保持平稳的腹式呼吸。

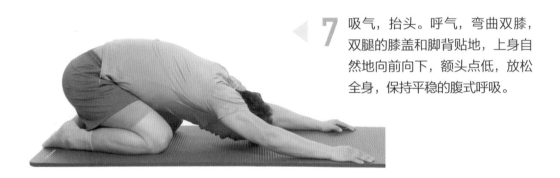

8 吸气，先用头部的力量带动上身向上，再伸直手臂。呼气，头部向后。注意双脚并拢，加紧臀部，不要耸肩。

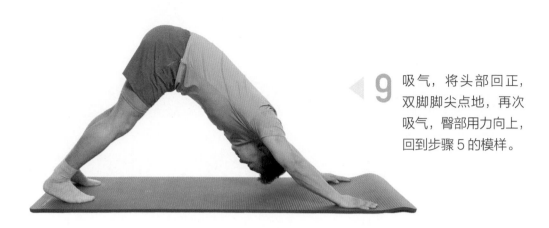

9 吸气，将头部回正，双脚脚尖点地，再次吸气，臀部用力向上，回到步骤 5 的模样。

10 吸气，双手逐渐向双脚靠拢，呼气，双手扶住脚后跟，用上身去贴近大腿面（保持 3 次呼吸）。

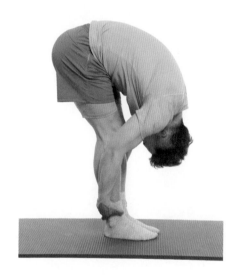

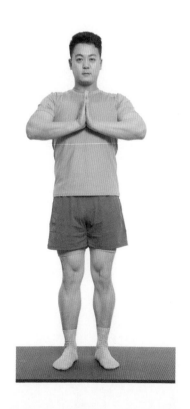

11 吸气，抬头，向前延伸双臂，再用手臂带动身体回正，呼气，上身及头部向后（保持 1 次呼吸），吸气，抬头，将身体回正，呼气，弯曲双臂双手回落胸前，调整气息。

以一种训练为重点，逐一突破

选择一项运动，坚持下去

万事开头难。对于减肥者来说，最怕的就是空有想法，而不付诸行动。前面介绍的几项运动都比较适合初级健身者，对于刚开始健身的小白来说，可以挑一项自己认为最能坚持的，这样会激发行动力，抑制惰性，更利于长期坚持。

比如，有的人觉得慢跑适合自己，那就可以在一周抽出 3 ~ 5 天进行 30 ~ 45 分钟的慢跑，有的人喜欢游泳，就可以每周抽出几天去游泳，或者也可以一周一次游泳，然后其他几天做跑步或者跳绳、爬楼梯等训练。这个阶段不仅仅是动起来，还要培养自己的运动意识，抑制惰性，注意规律（规律的运动有助于减肥），同时能增强心肺功能，强健骨骼，为后续运动打下良好基础。

给自己制订一套低强度有氧训练计划

减肥计划原则

1 在最初阶段，减肥计划越简单越好，这样更利于长期的自我管理。

2 此阶段，只要饮食控制好，体重便会出现明显下降趋势，当然在这个阶段由于增加了运动量，也容易出现暴饮暴食的情况。

3 训练计划以有氧运动为主，当然可以增加一些碎片化的辅助运动。因为跑步简单易执行，而且不需要什么运动器材，适合绝大多数运动者，所以这是以跑步为例，大家可以根据自身条件以及个人爱好进行适当调整。

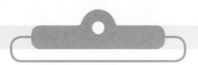

21 天有氧训练计划

第 1 天	第一次尝试训练，跑步 30 分钟
第 2 天	休息日（可跳绳 5 分钟，爬楼梯上楼）
第 3 天	跑步 30 ~ 45 分钟
第 4 天	休息日（提前一站地下车，走路回家）
第 5 天	跑步 30 ~ 45 分钟
第 6 天	休息日（家务运动减肥操）
第 7 天	休息放松，想做什么就做什么
第 8 天	跑步 35 ~ 45 分钟（可适当增加跑步时间，但不要超过 45 分钟）
第 9 天	休息日（提前 1 站地下车，走路回家）
第 10 天	跑步 35 ~ 40 分钟
第 11 天	休息日（椅子减肥操）
第 12 天	跑步 35 ~ 40 分钟
第 13 天	公园散步 30 分钟
第 14 天	跑步 35 ~ 40 分钟
第 15 天	休息日（家务运动减肥操）
第 16 天	跑步 35 ~ 45 分钟
第 17 天	休息日（提前一站地下车，走路回家）
第 18 天	跑步 35 ~ 45 分钟
第 19 天	休息日（椅子减肥操）
第 20 天	跑步 35 ~ 45 分钟
第 21 天	休息日想做什么就做什么

第三阶段:
"略懂先生"进阶原则是什么

运动前,多想想自己想要达到什么效果

给自己一个动力

减肥时的心理建设很重要,也就是动力是很重要的,要先找出自己为何要减重?这个动力不能是感觉,而是要有很明确的目的,最好是具体的、可测量的、可认同的、实际的、时间明确的。找出自己真正要减重的目的,并把它植入潜意识,这样会让你的目标更明确,也更容易达到想要的减肥结果。

> **具体的:** 减 10 千克可以穿好看的衣服。
>
> **可测量的:** 因为减 10 千克,尺码可以小一号。
>
> **可认同的:** 因为减 10 千克更健康、更好看。
>
> **实际的:** 因为减 10 千克是可达成的数字。
>
> **时间明确的:** 要在三个月内减 10 千克。

有变化,逐步提高

一般来说,经过两个月的计划训练后,身体就会因训练而发生改变,如肌肉的大小、力量和耐力,这会导致原来的训练强度不能再为肌肉提供足够的刺激。也就是说,我们的身体已经适应了这个训练计划,在这种情况下,训练计划的调整是为了保证大的健身方向不变,所以为了健身依旧有效,我们必须要做出一些调整。

改变计划的一个原因是,一段时间的训练导致某些部位已经优先发展,同时也导致其他部位的相对落后。所以为了让相对落后的部位赶上整体发展,就必须调整训练计划。主要方法是增加训练小组的数量,减少小组之间的休息,或者使用一些更先进的训练方法。

高强度间歇训练（HIIT）：高效率减脂必备

什么是HIIT

HIIT 的全称是 High Intensity Interval Training，高强度间歇训练，是指在运动中，高强度（通常是 60 秒）和中低强度（通常是 20 秒）交替进行的运动方法。主要特征：一是高强度，二是间歇。一般而言，训练中练习与休息的时间比值大约为 2 : 1（比如 30 ~ 40 秒的冲刺跑与 10 ~ 20 秒的原地踏步交替），整个过程一般持续 4 ~ 30 分钟。

一套详细的 HIIT 训练方法

HIIT 是通过多组、高强度的爆发期，和低强度的恢复期组合训练，使身体的有氧、无氧供能系统同时运转，从而同时取得有氧和无氧的训练效果。进行 HIIT 训练，会比进行传统有氧运动项目更辛苦一些，但它所需要的时间仅仅是后者的二分之一甚至四分之一。因此 HIIT 可谓是一个快速减脂节约时间的利器。一天中你只需要 20 分钟左右就可以有效地锻炼全身的主要肌群，但没有运动基础的人需要谨慎使用。

HIIT 训练方法

1 热身
选择一种有氧方式（如跑步机、椭圆仪、划船机、单车、游泳等），先进行 5 分钟的热身。

2 拉伸
然后花点时间做一些适当的拉伸，准备开始正式训练。

3 正式开始
训练正式开始，有氧运动类，选择冲刺跑、蛙跳、开合跳等动作；无氧运动类可以选择徒手训练动作，如俯卧撑、深蹲、箭步蹲、引体向上等，或借助轻重量器械。

4 组数
一般选择 4 ~ 6 个动作，每个动作完成 15 ~ 20 次为一组，组间休息 10 ~ 15 秒，循环完成 3 ~ 5 遍。

如何制订 HIIT 训练计划

HIIT 一般可分为标准 HIIT、爆发性 HIIT 和 Tabata 穿插训练三种训练模式，都比较常见，制作计划比较简单，应用起来也很方便。

三种 HIIT 训练模式

	运动效果	运动方式	运动时间	高低强度运动时长比
标准 HIIT	可以快速改善健身者的健康和体形，并提高健身者的运动表现	标准 HIIT 可以安排在力量训练后或单独进行	15 ~ 30 分钟	2：1（新手可以调节为 1：1、1：2 甚至 1：3）
爆发性 HIIT	可以帮助健身者快速燃脂、增强心肺功能、提高肌肉爆发力	训练一天，休息一天，休息日不宜做其他力量训练，以防训练过度	5 ~ 8 分钟	一般时间比为 1：1（各 20 秒）
Tabata 穿插训练	非常适用于训练腹部，有效刺激腹部肌肉，燃烧脂肪	训练一天，休息一天，休息日不宜做其他力量训练，以防训练过度	10 ~ 20 分钟	一般时间比为 2：1

减肥案例

俗话说"腰围是少女和大妈的分水岭"。安安刚毕业，初入职场，平时也不懂得打扮，身材又胖一圈，一天跟同事在路上走，明明年纪相仿，却被别人误认为母女，于是安安痛下决心减肥，由于刚毕业没有太多钱用在健身房，自己每天在饮食上遵循高蛋白低碳水，然后每天晨跑 30 分钟，晚上坚持做 HIIT 运动，坚持 2 个月，瘦了 15 斤。瘦下来，整个人都轻松了许多，领导对她也是另眼相看。

HIIT 高强度间歇性的燃脂训练计划举例

标准 HIIT 跑步训练计划

训练时长：16 分钟

高强度与低强度比为 1 ：3

难度：初级

训练动作	时间 / 秒
冲刺跑	20
慢走	60
冲刺跑	20
慢走	60

爆发性 HIIT 超强燃脂训练计划

训练时长：8 分钟

高强度与低强度比为 1 ：1

难度：中级

训练动作	时间 / 秒
开合跳	20
休息	20
波比跳	20
休息	20

Tabata 穿插训练计划（腹部）

训练时长：12 分钟

高强度与低强度比为 1 ：1

难度：中级

A组　时长 4 分钟		B组　时长 4 分钟		C组　时长 4 分钟	
训练动作	时间 / 秒	训练动作	时间 / 秒	训练动作	时间 / 秒
卷腹	20	平板支撑	20	俄罗斯转体	20
休息	10	休息	10	休息	10
卷腹	20	平板支撑	20	俄罗斯转体	20
休息	10	休息	10	休息	10

注：A ~ C 组是一套完整的腹部训练动作，做完 A 组后休息 1 分钟，进行 B 组，再休息 1 分钟进行 C 组。全部做完后，若体能允许，可以重复 1 次

适合 HIIT 高强度间歇性的燃脂训练动作

扫一扫，看视频

动作 1：开合跳（每组 20 次）

1 站姿跳跃，双脚往外张开约 1.5 个肩宽，双手往头顶方向击掌，注意手肘尽量伸直在头部两侧夹紧，可同时使身体往上延伸。

2 再跳一次后双脚并拢，双手拍大腿两侧，注意身体仍要往头顶方向延伸，尽量不要驼背。

动作 2：波比跳

1 开始时跳跃站姿。

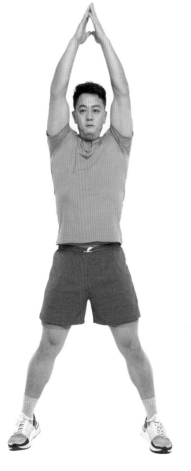

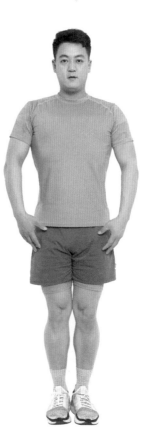

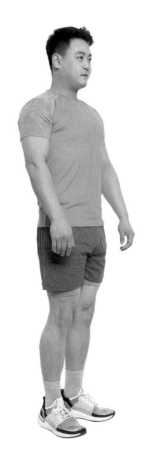

2 将大腿后侧肌群往后推，尽可能保持小腿垂直，双膝采用中立姿势，髋关节转轴往前弯，手掌放在地面，手指朝前。重点是保持下背平直，双脚在双手碰地时往后伸或滑到后方。

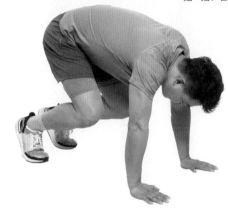

3 双脚往后滑，摆出伏地挺身最高位置的姿势。双手记得在地上扣紧，夹紧臀部，持续绷紧腹部。

4 胸部往地面沉的同时，手肘保持贴紧身体，肩膀与手腕上下对齐。

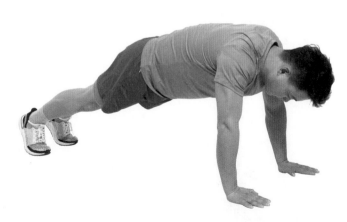

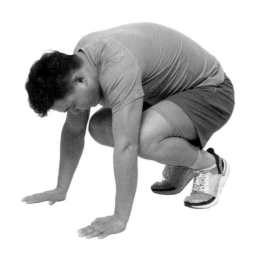

5 用爆发式动作伸展手肘，髋部往上推到完全伸展，膝盖往胸口拉。

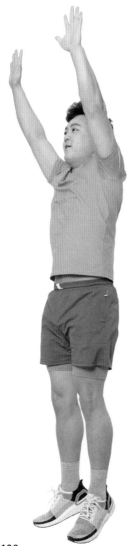

6 双腿拉到身体下方时，试着用双脚取代双手的位置。重点是要尽可能保持双脚平直，背部打直，抵达深蹲的最低位置。

7 身体推离深蹲最低位置，垂直往上跳。并拢双腿，双肩往后拉（腋窝朝前），脚尖朝下。一组波比跳动作完成。

动作 3：俯身 V 字训练

1 首先需要保持俯身撑的姿势，然后收紧腹部，呼气。

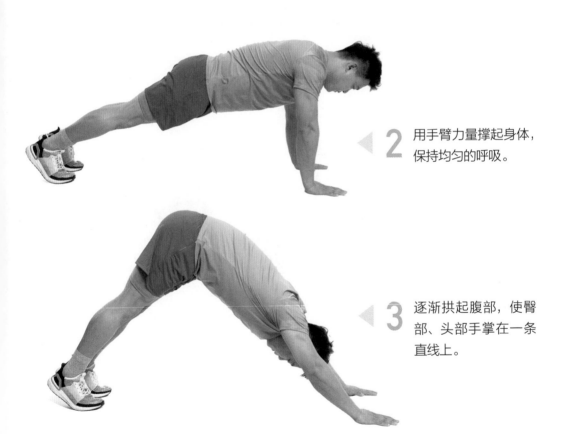

2 用手臂力量撑起身体，保持均匀的呼吸。

3 逐渐拱起腹部，使臀部、头部手掌在一条直线上。

在训练过程中，腰背部必须始终挺直，不可含胸弓背；上体前屈时，尽量慢些，切忌突然快速屈体，防止腰背部肌肉拉伤。在训练后期身体不要晃动，应持续完成训练。

动作 4：屈膝侧卷腹

1 仰卧在地面上，屈膝，脚平贴在地面上，
手放在耳旁，腹肌收缩。

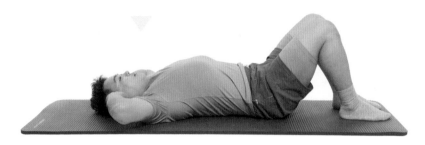

2 抬起头部和肩部，
肩关节离开地面并
将右手靠向左侧，
同时左膝抬提向右
侧，使右手肘与左
膝相碰触。

3 缓慢将身体还原至
开始位置，再进行
另一侧的训练。

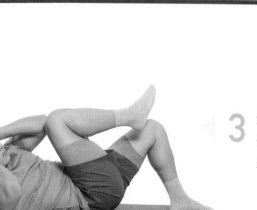

抗阻力训练：提高脂肪代谢率

什么是抗阻力训练

抗阻力训练又称阻力训练，是一种对抗阻力的运动，主要目的是训练人体的肌肉。抗阻力运动的种类应该分为抵抗自身阻力运动和抵抗外界阻力的运动。抵抗自身阻力运动一般有：仰卧起坐、两头起、俯卧撑、引体向上、蹲跳等；抵抗外界阻力运动一般有：推举杠铃、哑铃，器械等负重运动。也可以二者同时进行：仰卧起坐负重、俯卧撑负重、引体向上负重、蹲跳负重等。

抗阻力训练对减肥的促进作用

- 延缓衰老
- 减少脂肪含量
- 减少损伤和疼痛
- 改变体形，消耗更多热量
- 改善身体对碳水化合物的代谢
- 降血脂

在做抗阻力训练前应注意这些问题

1 负荷
在进行力量练习时，应根据自己的实际情况选择合适的负荷，但无论选用什么样的负荷，都要遵循由小到大的原则，切忌突然增加运动负荷造成运动损伤。

2 频率
初级力量训练者每周 2 ~ 3 次为宜，对于初级训练者，每周的训练要平均分配，这个很重要。例如把训练放在周一和周四，或者周二和周五，以防两组训练的时间间隔过长。

3 休息时间
各组之间的间隔控制在 3 ~ 5 分钟，给肌肉时间补充热量消耗。如果更关心增大肌肉，可以逐步将各组练习之间的休息时间减少到 1 分钟，一般为 30 ~ 90 秒。

4 休息量
每次训练之间所需的休息量取决于个体的恢复能力。相同肌群的训练至少有 1 ~ 2 天的间隔期。肌肉需要一定时间来恢复，虽然在短期内，肌肉可以承受连续频繁的刺激，但如果总得不到恢复，最终会出现过度训练的情况，导致身体损伤。

先加强核心肌群训练

很多刚接触健身的朋友，多多少少会有这样的感受：做任何抗阻力动作的时候，身体总是在晃动，无法稳定身体。这时应该先加强核心肌群的训练。核心肌肉群担负着稳定重心、传导力量等作用，是整体发力的主要环节，对上下肢的活动、用力起着承上启下的枢纽作用。强有力的核心肌肉群，对运动中的身体姿势等起着稳定和支持作用。它最重要的作用就是保护脊椎，帮助你在运动中保持稳定，维持力量运输，以便更好地发力。

核心区涵盖了脊柱、髋关节、下肢近端和腹部，这个区域的肌肉也就是核心肌群，包括顶部的膈肌，底部的盆底肌，前面与侧面的腹肌，后面的背肌和臀肌。

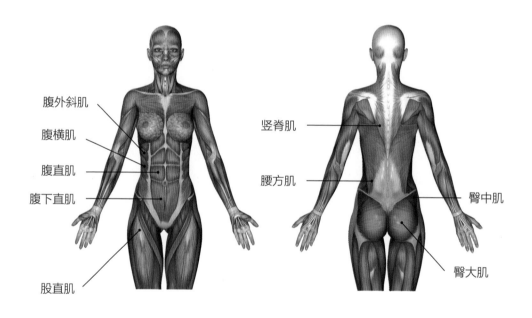

腹外斜肌
腹横肌
腹直肌
腹下直肌
股直肌

竖脊肌
腰方肌
臀中肌
臀大肌

减肥案例

强哥今年刚过 30 岁，但自己肥胖的肚子经常遭到嘲笑，而且最近去医院检查，检测出血脂高，吓得强哥赶紧向医生寻求办法，医生给出的建议就是减肥。强哥每天还要忙于工作，没有太多时间去健身房，他便买了两只哑铃，每天下班回家第一件事就是拿起哑铃锻炼，坚持了两个月，肚子瘦了一圈，手臂也更有力量了。

加强核心肌群的训练动作

动作 1：平板支撑

平板支撑是一项针对核心肌群稳定性的运动，也是针对肩胛稳定性的训练方法。平板支撑看起来简单，但是对手臂、手腕、肩部、腰部的骨骼和肌肉都有一定程度上的要求。大家在做平板支撑的时候一定要姿势正确，避免在运动过程中受伤。姿势不正确也会影响运动效果。

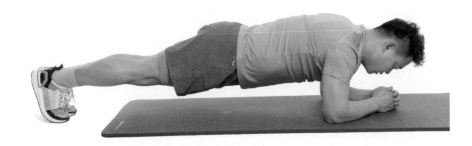

俯卧于地面上，双肘弯曲支撑躯干，双手置于肩关节前，脚跟离地，脚趾支撑，将身体往上推，仅用肘部和脚趾支撑在地面上。确认肩背是平直的姿势，从头到脚保持一个平面，若这个姿势可以稳定维持，可以逐步增加支撑的时间。

动作 2：原地登山跑

原地登山跑是一个非常棒的徒手训练核心肌群的动作。原地登山跑不仅可以提高核心力量，也是一个非常高效的燃脂训练。核心、肩膀及手臂要保持稳定，不随着髋关节的动作而摇晃，不要弓背、塌腰，控制身体的稳定。

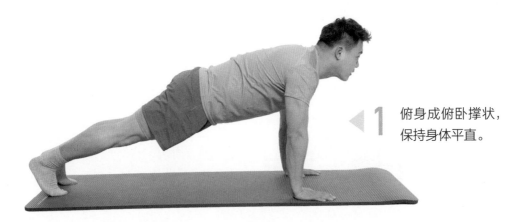

1 俯身成俯卧撑状，保持身体平直。

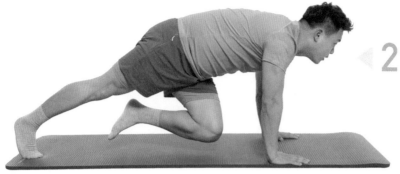

2 利用腿部肌肉带动单脚膝盖抬起，往前靠近胸部，往后放下，并换另一只脚抬起，重复动作。

动作3：卷腹

卷腹锻炼的是腹部肌群，主要是腹直肌，即上腹部。卷腹对腹部肌肉有很强的刺激作用，是将负荷集中在腹部肌肉上最有效的锻炼。

扫一扫，看视频

1 背部平躺在垫子上，大腿小腿之间呈60度角，双脚平放在地板上，双手持哑铃至于胸上方。

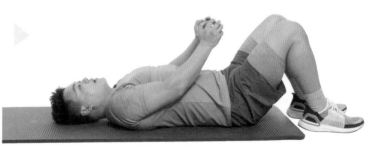

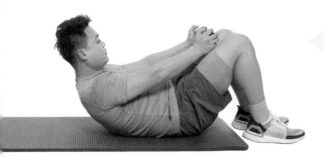

2 腹部用力紧缩时候慢慢撑起上半身，注意颈部和臀部保持不动，尽可能地抬起上半身。练习的时候腹部肌群要始终保持紧绷。每组20次，共做5组。

动作 4：俄罗斯转体

俄罗斯转体之所以出名就是因为它是一项简单、有效的动作，它不仅可以锻炼腹肌，还可以锻炼肩部、臀部的肌肉。对很多健身的人来说，缺乏的就是功能性、平衡性，俄罗斯转体正好可以加强我们核心的功能。

扫一扫，看视频

1 坐在瑜伽垫上，膝盖弯曲，双脚抬离地面；上半身与地面大约呈 45 度，注意拉伸脊柱躯干和大腿大约成一个 V 字形，双臂合拢向前，两手手指交叉，随后保持腿部固定。

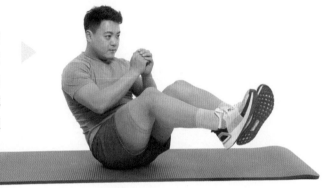

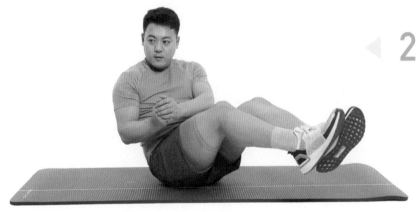

2 将身体向右转，同时吸气，再回到中心位置，之后以同样的方式将身体向左转，同时呼气，此为一次反复。

负重抗阻力训练

对于有些运动基础的人来说，想要达到更好的塑形效果，都不可避免要选择抗阻力训练，也就是大家常说的"撸铁"，因为抗阻力训练可以让肌肉纤维在通过超负荷工作之后有一个良性的损伤（撕裂），然后再通过自身的休息、营养的补充，使肌肉恢复并且增长。这样的过程叫作"超量恢复"，而抗阻力训练可以针对性的使肌肉高效工作，并且达到撕裂肌肉的目的。所以抗阻力训练对于增肌效果显著，也是现在主流的训练方式。

下面我们就常见的哑铃、杠铃等器械给出一系列动作，动作简单易操作，在家就可以做。

扫一扫，看视频

动作 1：哑铃深蹲

目标肌群：肱四头肌、腿后肌、背部及臀部。

双脚打开，与肩同宽；双手抓住哑铃放在前侧，背部挺直；臀部慢慢下蹲至大腿与地面平行，恢复站姿，同时吐气。10 ~ 12 次为宜。

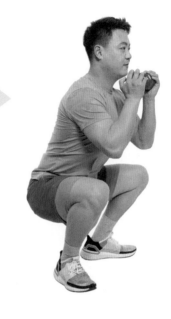

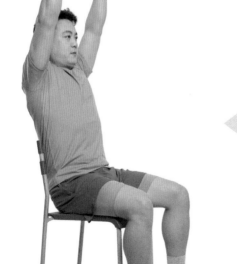

动作 2：哑铃推举

目标肌群：肩膀、上背部及肱三头肌。

在长椅子或硬椅子上坐正，双手各拿一个哑铃于肩膀位置，将哑铃举过头，尽量推到最高处，使两个哑铃相互接触，再吐气恢复到初始位置。10 ~ 15 次为宜。

动作 3: 哑铃跨步蹲

目标肌群: 肱四头肌、小腿、腿后肌、臀部及背部。

双手各拿一个哑铃放在身体两侧,一脚往前跨一大步,膝盖要超过脚跟,后腿下弯至膝盖触地,接着吐气,恢复到初始姿势,10 ~ 15 次后换另一侧做重复动作。

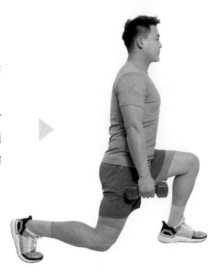

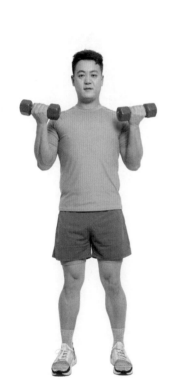

动作 4: 哑铃弯举

目标肌群: 肱二头肌。

双脚打开与肩同宽,或坐在长椅上,双手各拿一个哑铃,掌心向前自然垂放,背部打直,将哑铃举至肩膀位置,同时吐气,慢慢放下哑铃恢复初始姿势。

动作 5: 哑铃臂屈伸

目标肌群: 背部连接上臂的三头肌。

左右手各拿一个哑铃,手掌向内,左臂弯曲时,让哑铃停在臀部旁,左肩维持不动,再将左臂往后拉直并吐气,慢慢恢复初始姿势。做完 10 ~ 15 次后换另一侧重复动作。

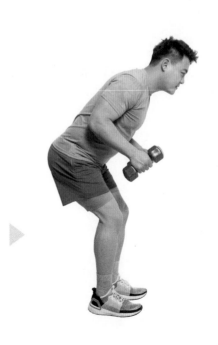

动作 6：哑铃侧平举

目标肌群： 肩膀外部。

双脚打开与肩同宽，双手拿着哑铃，手肘弯曲，掌心朝下，抬举哑铃高于肩膀的位置，同时吐气，慢慢恢复至初始位置。

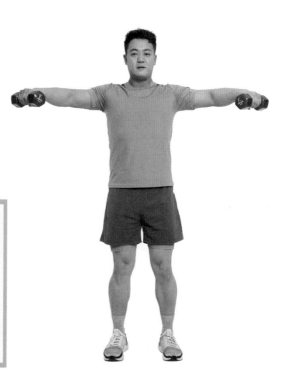

敲黑板
陈伟有话说

这些物品可替代哑铃

家里如果没有哑铃，可以用 500 毫升矿泉水瓶，1升牛奶盒、1.5升大酸奶桶、洗衣液等来进行锻炼，效果也很不错的。

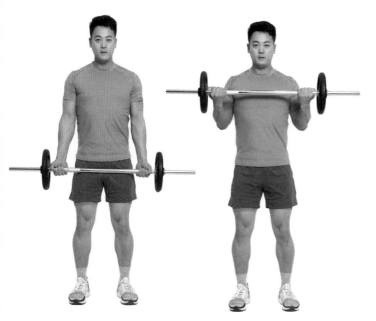

动作 7：杠铃弯举

目标肌群： 肱二头肌。

准备好杠铃，然后两脚站直，并打开与肩同宽。收腹挺胸之后把两只手放在自己身体的两边，并且夹紧，手握住杠铃，并且把杠铃放在身体的前方。手握杠铃的距离和肩宽差不多，或者稍比肩宽，距离宽力量也会使用得更大，所以大家需要在自己的力量上去以后再进行这项训练。每日5～8组，每组6～8个。

动作 8：杠铃直立提拉

目标肌群： 中背部、肩部、背阔肌。

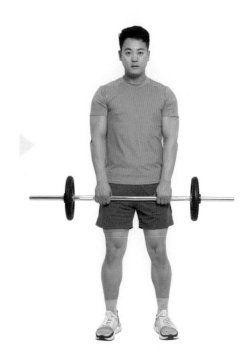

1 首先站于杠铃杆一侧，两脚分开与肩同宽，在腰背挺直的情况下，屈膝下蹲两手拳握杠铃，握距与肩同宽，掌心朝后，呼气将杠铃提拉至起始位置，腹部收紧，腰背挺直，肩胛骨收紧，肩带下沉，保持挺胸，双眼目视前方，肘关节不要锁死，腕关节保持中立。

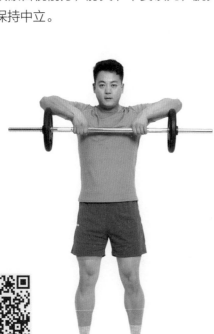

扫一扫，看视频

2 吸气准备，呼气时三角肌发力带动大臂将杠铃沿身体前侧向上提拉至大臂平行于地面或略高于肩，小臂略低于大臂。

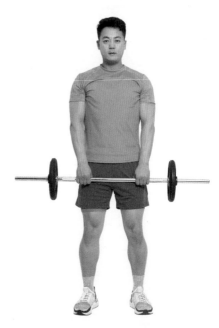

3 吸气，三角肌控制大臂将杠铃沿身体前侧下放至起始位置，注意，肘关节不要锁死，腕关节保持中立，杠铃不要触碰身体，重复动作，呼吸速率保持2～4秒。

循环训练：真正的脂肪杀手

什么是循环训练

循环训练是一种综合训练模式，它将有氧运动和无氧运动结合在一起，不仅可以增加肌肉力量，塑造优美线条，还可以帮助提高肌肉耐力和心肺功能。循环训练结合了无氧运动和有氧运动的优点，能使健身者在最短时间内增强体能，改善体形。

循环训练的运动方式不同于传统力量训练或有氧训练。进行循环训练时，健身者需要选择多个训练动作，这些训练动作可以是力量训练（例如深蹲、俯卧撑），也可以是有氧训练（例如跳绳、跑步）；接着，按照一定的顺序将这些动作排列在一起，依次进行，每个动作之间不休息或者少休息，所有动作完成算一个循环。根据体能，健身者通常可以进行1~5个循环，每个循环之间休息1~3分钟。

循环训练常见动作

上肢训练动作	俯卧撑、爆发力俯卧撑、击掌俯卧撑、杠铃卧推、杠铃推举、哑铃推举、引体向上、杠铃划船等
下肢训练动作	深蹲、箭步蹲、深蹲跳、箭步蹲跳、团身跳、跳箱子等
腹部训练动作	仰卧起坐、卷腹、悬垂举腿、平板支撑、登山者
全身训练动作	波比跳、哑铃摇摆、硬拉、开合跳
有氧训练动作	跳绳、跑步、划船机、动感单车

如何制订循环训练计划

很多健身者都喜欢学习和模仿别人的健身计划，甚至直接按照别人的计划训练，而没有给自己制订一个合适的计划。其实没有人能比你更了解自己，适合别人的不一定适合自己。那么，该如何制订一个属于自己的计划呢？

如何选择动作

这里我们拿徒手训练举例，其不受时间、地点的限制。力量动作要以多关节训练为主，比如俯卧撑、徒手深蹲、弓箭步等；有氧动作可以选择跳绳、开合跳、高抬腿等。在整个循环训练中，可以加入以下爆发性动作，比如深蹲跳、击掌俯卧撑等。因为爆发性动作对身体的负荷是比较大的，所以不能安排得过多。选择这样的动作可以调动更多的肌肉群，并且更快地燃烧脂肪。

怎么设置训练重量和重复次数

1

有氧动作有两种选择的方案
一是按照时间来制订，比如跳绳 3 分钟后进行下一个动作；二是按照次数来制订，比如跳绳 100 次后进行下一个动作。

2

无氧动作有三种选择的方案
每个动作做到力竭，然后进行一下个动作；达到一定的次数后进行下一个动作；达到一定的时间后进行下一个动作。

刚开始训练不建议负重，等锻炼到一定程度再慢慢增加负重。

训练时间怎么掌握

循环训练的时间安排也是非常灵活的。

我们以循环锻炼为例，时间少于 30 分钟的时候，一天可以进行 1 ~ 3 次的训练；如果时间超过 30 分钟，每天可进行 1 ~ 2 次的训练。每天不要超过 90 分钟就可以，一周锻炼 3 ~ 5 次。

也可以在做完力量训练后，进行 20 ~ 30 分钟的循环训练，来代替传统的有氧运动或者高强度间歇式训练。

在做完循环训练后，当然也可以加入 20 ~ 30 分钟的传统有氧训练和高强度间歇式训练。

减肥案例

安娜今年 35 岁，以前一直不注重身材管理，但基本没有赘肉，三个月前却发现小肚子已经不像以前那么平坦，一样的衣服也没有以前穿着漂亮。于是安娜每天坚持运动，每天下班后走楼梯上 19 楼，然后在家里做卷腹训练、平板支撑，这样坚持了大概三个月，小肚子又恢复了以前的平整，而且整个人状态也变好了。

循环训练的计划举例

这个是最简单，也是非常适合健身新手去制订的方案。选择两种动作，就可以制订出一个完美的训练方案。

一周循环训练举例

方案一：每组动作 5 次，反复循环，直至达到 100 为止

星期一		星期三		星期五	
引体向上	5 次	深蹲	5 次	俯卧撑	5 次
俯卧撑	5 次	箭步蹲	5 次	深蹲	5 次

方案二：每组动作 10 次，直至达到每个动作 100 次为止，跳绳则每组 100 次

星期一		星期三		星期五	
俯卧撑	10 次	深蹲	10 次	卷腹	10 次
跳绳	100 次	开合跳	10 次	高抬腿	10 次

方案三：可以多几个动作交替循环，有氧和无氧结合，形式比较灵活

星期一		星期三 （每个动作重复 4 轮）		星期五	
跑步	1 公里	卷腹	15 次	剪刀腿	20 次（每侧）
高位下拉	50 次	反向卷腹	15 次	高抬腿	10 次
跳绳	200 次	坐姿两头起	15 次	卷腹	20 次
坐姿绳索划船	50 次	平板支撑	60 秒	单侧平板支撑	45 秒（每侧）

适合循环训练的动作举例

动作1：俯身游泳

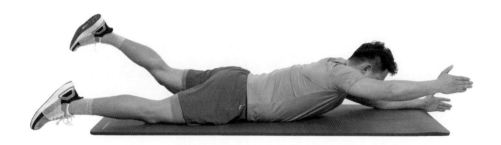

1 将身体保持俯卧状态，
双臂向前伸展。

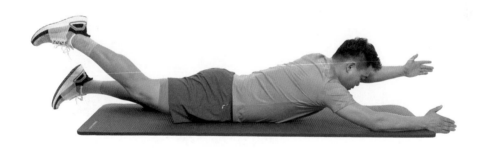

2 保持这个姿势不变，然后抬起双臂来做游泳动作，在做游泳动作时，
尽量向后活动，感受背部的挤压。

动作 2：四点支撑髋外展

1 俯撑跪在瑜伽垫上，双手与肩同宽，手肘微屈，保持背部平直。

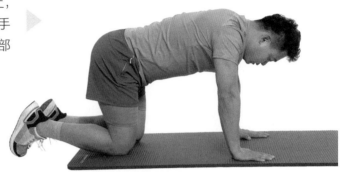

2 提膝将一侧膝盖提至身侧，同时呼气。

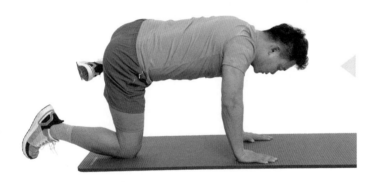

3 略做停顿后回到起始位置，吸气，做另一侧的提膝。

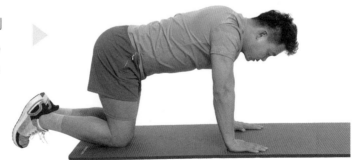

动作 3：站姿提踵

1 双手垂在体侧，挺直腰背、目视前方，吸气，右腿抬起置于左腿后侧，轻轻抬起左脚后跟，尽量保持身体平衡，保持均匀的呼吸。

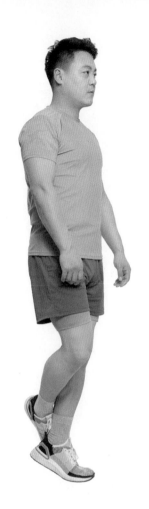

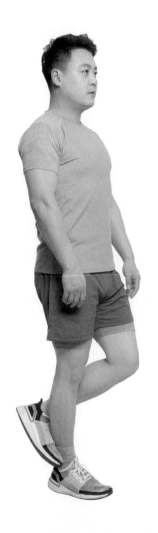

2 慢慢恢复至初始位置，换另一侧重复 1 的动作。

动作 4: 四点支撑腿后蹬

1 俯撑跪在瑜伽垫上，双手与肩同宽，手肘微屈，保持背部平直。

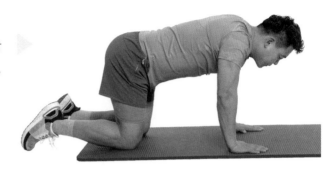

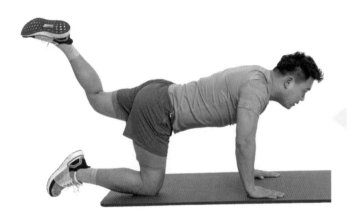

2 收缩腹肌，抬起左腿，向后侧伸展。保持几秒，然后返回到初始位置，要避免摇晃。

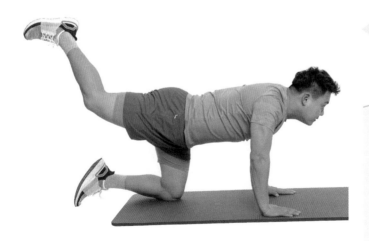

3 慢慢放下左腿，换另一侧做重复动作。

注意事项

脊椎的上、中部位始终保持一致。
膝盖尽量保持笔直，同时尽量抬高。
腿部抬起时动作要匀速且缓慢。

适合进阶者的运动计划

怎么设计你的最佳运动方案

先做个小测试，看你能不能一次做 50 个深蹲，如果能够完成，说明你的体能良好，如果觉得有点吃力，那就要好好设计自己的运动方案了。

建立反馈机制

没有测量就没有管理，没有反馈就没有目标。运动要养成习惯，建立快速的反馈机制很重要，就像游戏比运动更容易上瘾，是因为游戏的反馈更快、更及时，我们的大脑在较短的时间就能够获得多巴胺的奖励。而减肥、健身、运动，是长周期反馈，所以建立快反馈很重要，主动给自己建立快速反馈，有利于习惯的养成。比如在家里放台体重秤更有利于减肥（当然，这个对于减肥的人来说基本每人必备），还可以对着镜子进行肌肉训练。要养成习惯，就要建立"目标－检测－反馈"的正向闭环。

视情况增减

相比于前一阶段的有氧运动，HIIT 高强度训练计划、抗阻力训练、循环训练对身体素质要求更高，也更容易出现运动损伤，因此每套计划都应该根据自身的情况进行调整。

敲黑板
陈伟有话说

如何突破平台期

对于健身者，训练平台期是谁都可能遇到的健身节点，主要原因有两种：一是训练过度，二是身体对训练产生适应性。针对第一种，训练者要及时调整自己的训练难度，让自己的身体适当放松，别给身体太大压力；针对第二种，健身者需要提高训练难度，突破平台期。一般可以这样做：①增加训练动作的数量；②增加训练组数；③增加训练重量；④减少组间休息时间。

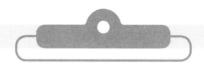

28 天有氧训练计划

第 1 天	第一次尝试训练，身体评估，记录数据
第 2 天	有氧运动（跑步）45 分钟
第 3 天	有氧运动（快走）25 分钟，抗阻力运动（哑铃系列动作）30 分钟
第 4 天	休息
第 5 天	有氧运动（跑步）25 分钟，抗阻力运动（手臂部动作）30 分钟
第 6 天	有氧训练（爬楼梯）20 分钟，抗阻力运动（大腿部动作）30 分钟
第 7 天	休息
第 8 天	有氧训练（跳绳）10 分钟，抗阻力运动（腹部动作）30 分钟
第 9 天	休息
第 10 天	有氧运动（户外夜跑）30 分钟，抗阻力运动（胸部动作）30 分钟
第 11 天	有氧运动跑步 25 分钟，椭圆仪 30 分钟
第 12 天	休息
第 13 天	有氧训练爬楼梯 30 分钟；循环训练（引体向上、波比跳、俯卧撑、卷腹）每组 15 次，做 4 组
第 14 天	休息
第 15 天	有氧训练（动感单车）30 分钟；循环训练（开合跳、悬垂举腿、波比跳、深蹲），每组 15 次，做 4 组
第 16 天	休息
第 17 天	有氧训练（有氧瑜伽）30 分钟；循环训练（仰卧起坐、卷腹、俄罗斯转体、平板支撑），每组 15 次，做 4 组
第 18 天	休息
第 19 天	循环训练（跑步、杠铃弯举、跳绳、原地登山跑）

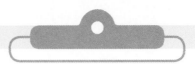

续表

第 20 天	有氧运动（划船机）35 分钟
第 21 天	休息
第 22 天	HIIT 冲刺跑 15 分钟
第 23 天	休息
第 24 天	HIIT(Tabata)15 分钟
第 25 天	休息
第 26 天	HIIT 爆发性哑铃划船 15 分钟
第 27 天	休息
第 28 天	HIIT 冲刺跑 15 分钟

注：训练的形式是灵活变化的，可根据自己的喜好和目标调整，相同功能的动作可以调换，运动形式也可以调整。

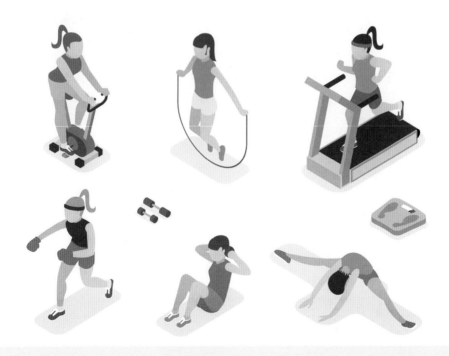

第四阶段：
健身达人更适用的减脂增肌运动

肩部训练动作

动作1：俯身哑铃侧平举

目标肌群： 背部肌群、胸部肌群。

1 两脚分开同肩宽，两手持哑铃，上体向前屈体至与地面平行，两腿稍屈，使下背部没有拉紧感，背部保持挺直。在整个动作过程中一直要保持以上这几点要求。

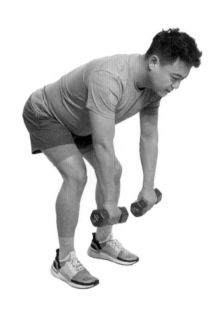

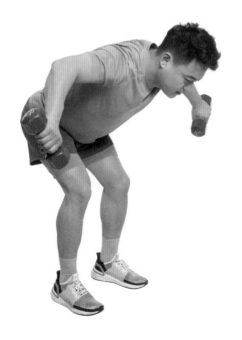

2 两手持铃向两侧举起，同时吸气，直至上臂与背部平行（或略为超过），稍停，然后放下哑铃还原，同时呼气。

动作 2：交替前平举

目标肌群： 上肢肌肉群。

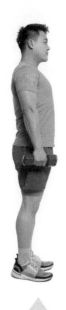 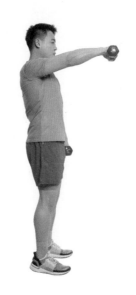 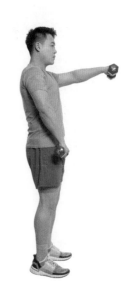

1 起始动作，双腿自然站立，双脚与肩同宽，双手正握哑铃放于腿侧，双手距与肩同宽。

2 开始时把哑铃慢慢向前举起，同时吸气，举至与地面平行位置，停留 2 秒，之后慢慢还原为起始动作，同时呼气。换另一侧做重复动作。

动作 3：哑铃托板弯举

目标肌群： 上肢肌肉群、背部肌肉群。

1 胸部抵住上斜板板面保持背部挺直，膝关节微曲将腋窝置于斜板的顶部，肱三头肌置于下斜板板面之上，另一只手扶在斜板的顶端。手握哑铃中间部分，眼睛看着哑铃下方的地板有助于集中精力。

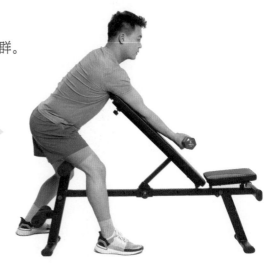

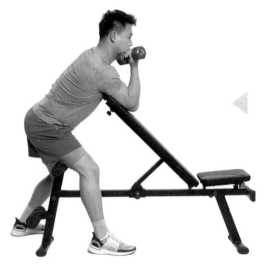

2 匀速弯举哑铃，不要发力过猛，也不要刻意放慢节奏。单纯凭借肱二头肌力量，不要借助身体惯性。顶点时强力收缩肱二头肌，停留1～2秒，慢慢恢复到初始位置。

动作 4：直腿硬拉

目标肌群：上肢肌肉群、背部肌肉群。

1 双手持杠铃，身体自然站立，双脚与肩同宽，杠铃自然下放。挺胸收腹，抬头，眼睛目视前方。

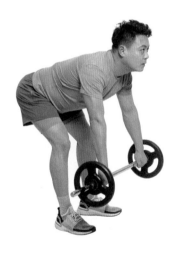

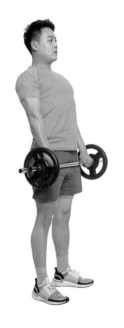

2 开始向上提起杠铃，吸气，同时呼气并屈肘，直到杠铃提拉腹部停留3秒，再回到原位，重复动作。

手臂训练动作

动作1：哑铃颈后臂屈伸（坐姿）
目标肌群： 肱三头肌。

1 两手合握一个哑铃，将其高举过顶后，屈肘，让前臂向后下垂。

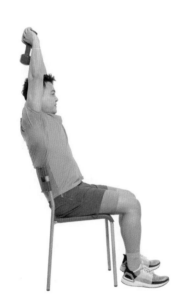

2 两上臂贴近两耳，保持竖直，不摇动；收缩肱三头肌，逐渐伸展肘关节，把前臂向上延伸，直到臂部完全伸直，肱三头肌彻底收紧；静止1秒，再屈肘，让前臂徐徐下垂到开始位置，使肱三头肌尽量伸展。

动作2：斜板哑铃弯举
目标肌群： 肱二头肌。

1 坐在斜板凳上，双手各握一哑铃，保持肘部接近躯干，旋转手掌至掌心朝前。

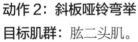

扫一扫，看视频

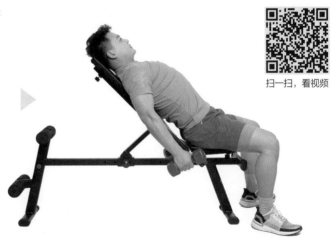

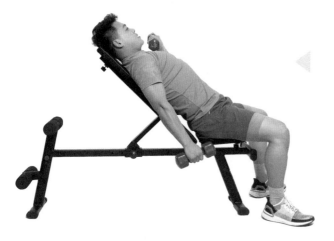

2 抬起哑铃，只有前臂移动。继续运动，直到肱二头肌完全收缩并且哑铃达到肩膀高度，顶峰收缩1秒。然后慢慢还原。

动作3：交替哑铃弯举
目标肌群： 肱二头肌。

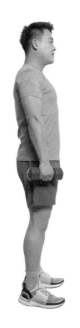 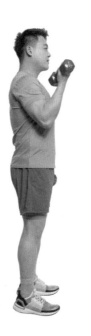 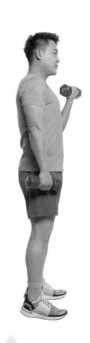

1 直立，双手各握哑铃，大臂垂直地面并贴近身体。向前上方弯举一个哑铃时保持肘部靠近腰部保持不动，适当旋转腕部使大拇指下移、小拇指上移，从而达到肱二头肌的最大收缩。

2 弯举哑铃高点时顶峰收缩，然后缓慢放下，与此同时另一个手臂重复刚才的动作，此时两手臂同时保持运动，重复完成动作直到力竭。弯举的过程中要确保完全伸展手臂从而达到最大的动作幅度。

动作 4：弹力绳肩环绕

目标肌群： 肩部、背阔肌、胸肌。

1 站姿，双手握弹力绳两端，抬头挺胸，双臂自然拉直绳子。

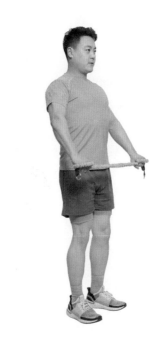

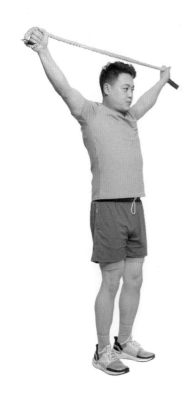

2 将弹力绳缓慢从胸前逐渐绕过头部，至身体后侧。停止几秒。

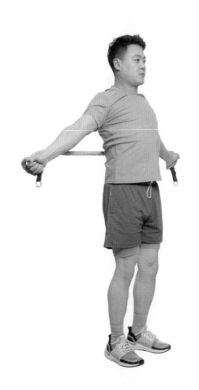

3 将弹力绳由身体后侧再缓慢绕过头顶至身体前方。如此反复训练。

胸部训练动作

动作 1：上斜杠铃卧推
目标肌群： 胸大肌。

1 仰卧在三四十度的上斜板上，两脚平放于地，上背部和肩部紧贴长凳，收腹挺胸，掌心向上，宽握距，垂直举于肩上。

2 两臂伸直支撑住杠铃位于肩的上部，放下至胸部上方（接近锁骨处）时吸气。当横杠一接触胸部时即做上推动作，上推时呼气。

动作 2：平板杠铃卧推
目标肌群： 整块胸大肌。

1 采用宽握距，使胸大肌获得充分伸展和彻底收缩；要求躯干和胸部向上挺起成桥形，两肩下沉，横杠放在胸上方 1 厘米处，两腿分开成 45 度角。

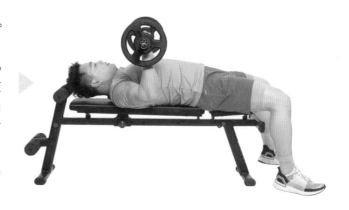

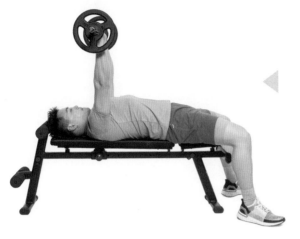

2 当杠铃推起至两臂伸直时，必须使胸大肌处于顶峰收缩状态，稍停上推时用鼻子呼气，还原时用口吸气。

动作 3：下斜杠铃卧推

目标肌群： 胸大肌下部、外侧翼及下缘沟。

1 仰卧在可调节斜度的长凳上，头部处于低位，使躯干与地面呈 15 ~ 20 度。

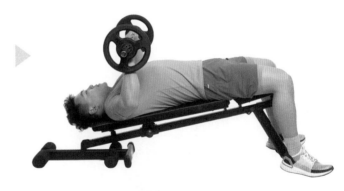

2 杠铃应垂直向上推起至杠铃处于肩关节的垂直线上，使胸大肌处于顶峰收缩位，稍停。

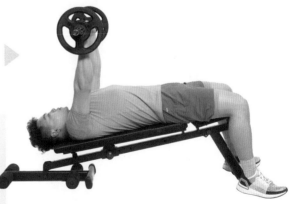

注意事项

相比平板、上斜杠铃卧推，下斜杠铃卧推一定要注意安全性和稳定性；勾脚和斜板要安全、牢固，上推时肱三头肌不要主动用力。

动作 4：斜俯卧撑

目标肌群：胸肌。

1 面朝下俯撑在地板上，双脚放在平板凳或者稳定的台子上。身体挺直，腹部收紧，手臂伸直支撑地面，双手间距与肩同宽。

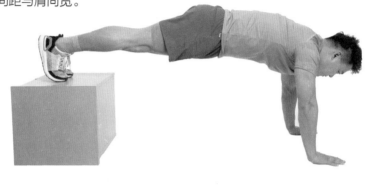

2 保持身体挺直，慢慢弯曲手臂使身体下降，同时吸气。直至胸部接近地面。

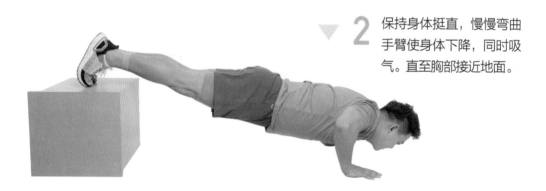

3 快速伸直手臂，将身体撑回起始位置，同时呼气。在顶端稍做停留，再进行下一次动作。

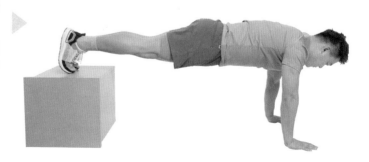

腹肌养成动作

动作1：仰卧举腿
目标肌群： 腰腹及背部。

1 平躺在垫子上，双臂向外伸展开。

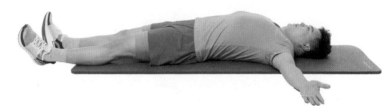

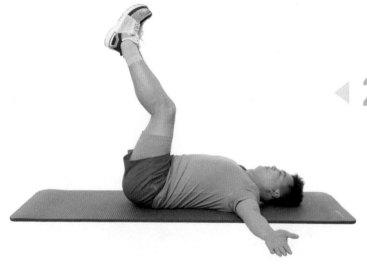

2 收紧腹部，缓慢抬起双腿，至大腿与上半身呈垂直状态。停留几秒，缓慢放下双腿。如此反复。

动作2：健身球卷腹
目标肌群： 腹部、腰部。

1 自然躺在垫子上，双臂慢慢向后伸展，双脚分开与肩同宽，慢慢抬起双腿，大腿与上半身垂直，将健身球放置小腿上。

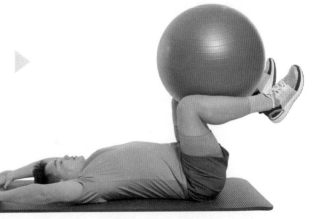

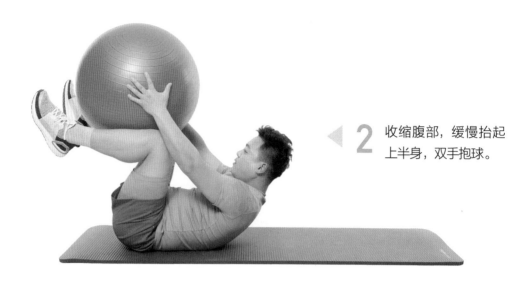

2 收缩腹部，缓慢抬起
上半身，双手抱球。

3 双手抱紧球，将上半身缓慢
放下，手抱球于头上方。

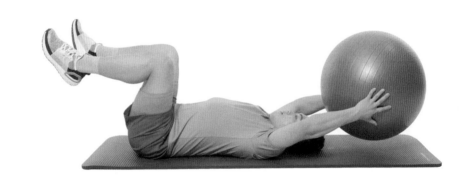

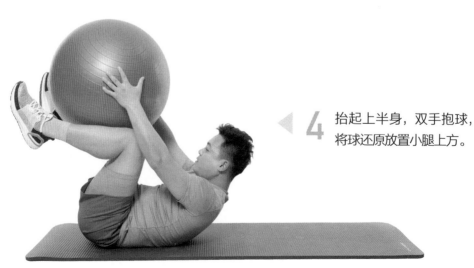

4 抬起上半身，双手抱球，
将球还原放置小腿上方。

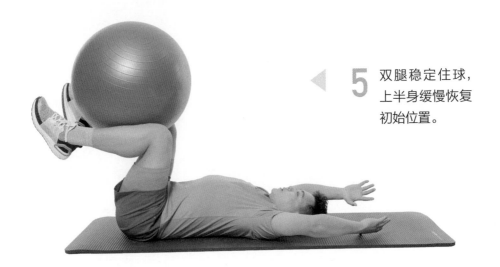

5 双腿稳定住球，上半身缓慢恢复初始位置。

动作 3：仰卧提臀抬腿

目标肌群： 腹直肌、臀部、背部肌群。

1 平躺在垫上或者长平凳（但双手要能抓住凳保持稳定）。

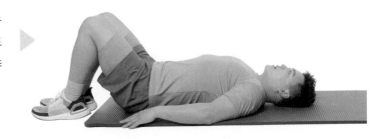

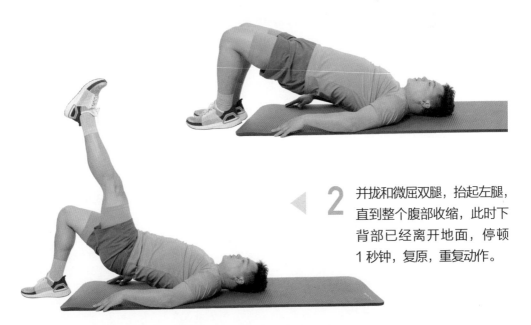

2 并拢和微屈双腿，抬起左腿，直到整个腹部收缩，此时下背部已经离开地面，停顿1秒钟，复原，重复动作。

背部训练动作

动作1：弹力绳肩外旋
目标肌群： 背部肌肉群、上肢肌肉群。

1 站姿，双手握绳，掌心向上置于胸前。

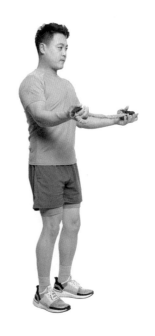

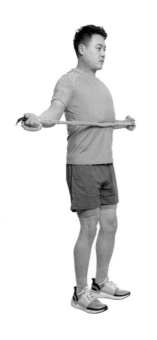

2 背阔肌发力，以肘关节为启动点双手拉动弹力绳向身体两侧伸展，至双手与身体在一条直线上，停留几秒，缓慢恢复至初始位置。如此重复。

动作2：哑铃单臂划船
目标肌群： 背阔肌中部（内侧）。

1 屈体用正握法抓握哑铃，另一只手扶在长凳上支住身体，另一只膝盖也弯曲支在长凳上，身体几乎与地面平行。

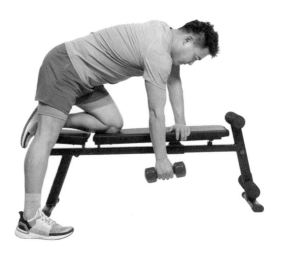

172

2 尽量将哑铃放低，掌心朝向身体一侧，将哑铃拉起，尽量保持身体静止，用背而不是用手臂将哑铃拉到体侧；缓慢放下，保持对重量的控制，一侧练完再练另一边。

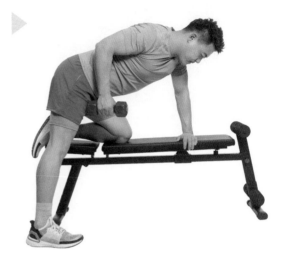

注意事项

初始不使用大重量，技术稳定后在逐步增重。训练时腰背不够平直会损害脊椎，放在平凳上的手臂要保持肘关节微屈，放在地面上的腿保持膝关节微屈，动作太快会降低训练效果，幅度过大会增加身体扭动，增加受伤的可能性。

动作 3：弹力绳坐姿划船

目标肌群： 背阔肌、中背肌肉群、下背肌肉群。

1 正坐，两腿自然立于地上，微屈膝，两手紧握弹力绳，双臂前伸，腰腹固定，挺胸抬头。

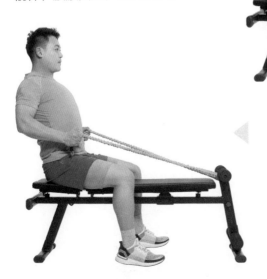

2 以背部肌群的收缩力将手柄拉至腹部，尽可能向后牵拉双肩和双肘，直到手柄接触到身体中部。保持顶峰收缩 1~2 秒，并努力挤压肩胛骨以获得最大化的刺激。

动作 4：弹力绳半蹲式划船

目标肌群： 背阔肌、中背肌肉群、下背肌肉群。

1 将绳固定在和大腿同高的位置，上身前倾，将小腹贴紧大腿，就像游泳运动员入水前的准备姿势，双臂伸直，双手握绳，吸气。

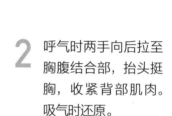

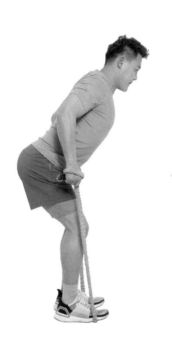

2 呼气时两手向后拉至胸腹结合部，抬头挺胸，收紧背部肌肉。吸气时还原。

腿部训练动作

动作 1：负重深蹲

目标肌群： 股四头肌、臀大肌。

1 双脚间距略宽于肩，双手握哑铃，脚尖微微向外，保持身体稳定；抬头挺胸直视前方。

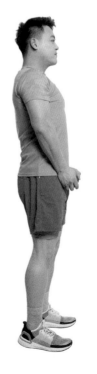

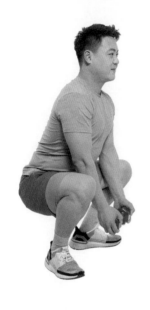

2 膝盖和脚尖在垂直方向呈一条直线，向下深蹲，同时双臂平伸，深蹲到大腿和小腿呈 90 度夹角或更低位置即可。

动作 2：负重哑铃箭步蹲

目标肌群： 臀大肌、股四头肌和腘绳肌（大腿后侧肌群）。

1 双腿分开，与髋同宽，然后向前跨一步，间距为肩宽的 1.5 倍，腹部收紧，腰背挺直，收紧肩胛骨，微微收着下巴，目视前方。

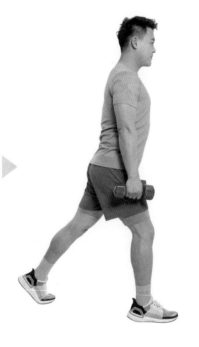

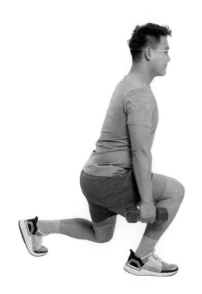

2 吸气，腰背保持挺直，屈膝下蹲，下蹲至前后膝关节都呈 90 度角，上半身保持挺直，然后呼气，身体还原到初始位置。

动作 3：健身球侧弓步蹲

目标肌群：股四头肌、股外肌、股直肌。

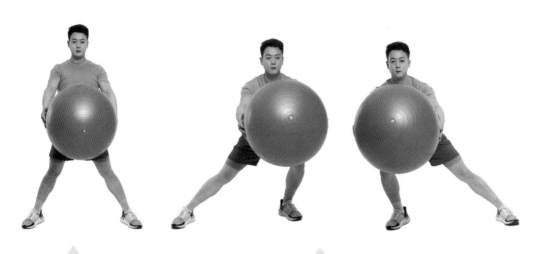

1 双手抱住健身球于胸前，腹部收紧，膝关节不超过脚尖。

2 身体重心移动，吸气，向同侧迈步做弓步蹲，呼气，腿部发力恢复。

动作 4：哑铃单腿罗马尼亚硬拉

目标肌群：腿部肌群、上肢肌群。

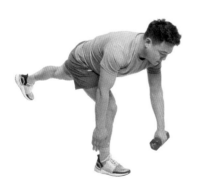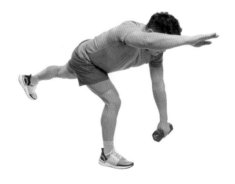

1 右腿单脚站立，左腿略抬起悬空，手握哑铃放置于悬空腿左腿的大腿前侧。

2 髋关节略向后屈伸，右膝略弯曲，左腿悬空腿保持直立状态，左腿始终与上身在整个动作过程中保持在一条直线上，恢复初始位置。

减脂增肌训练计划

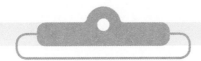

2 周减脂增肌训练计划举例

第1天	腹部训练（平板支撑、原地登山跑、负重卷腹）
第2天	手臂训练（交替哑铃弯举）、腿部训练（健身球侧弓步蹲、负重深蹲）
第3天	休息
第4天	腹部训练（平板支撑、原地登山跑、负重卷腹）
第5天	休息
第6天	手臂训练（交替哑铃弯举）、腹部训练（平板支撑、原地登山跑、负重卷腹）
第7天	休息
第8天	胸部训练（平板杠铃卧推）、腿部训练（健身球侧弓步蹲、负重深蹲）
第9天	休息
第10天	休息
第11天	背部（哑铃单臂划船）
第12天	腿部训练（健身球侧弓步蹲、负重深蹲）
第13天	休息
第14天	腹部训练（平板支撑、原地登山跑、负重卷腹）

除腹部以外，同一部位的训练最好是间隔48小时，两次腹部训练间也要间隔24小时。训练时的重量要选择你能举起的最大重量的60% ~ 80%，或者是你一次性能完成该动作的最大次数的60%作为一组的个数也可以。通常情况下一个动作要做4组，自由负重（举哑铃、杠铃等）每组个数8 ~ 12个。每次力量训练的时间不超过1小时。

几款常见家庭运动器材的运动方法

动感单车

单车可以说是相当物美价廉的器械了，非常适合做有氧训练，正确的技术动作下对膝盖的压力也不是很大，适合一些体重较大的训练者使用。但是不太提倡"过分花哨"的动感单车训练，因为里面糅合了过多具有一定风险的训练动作。

动感单车使用方法

1. 运动前热身不能少。

2. 调整座椅的角度。调整合适的座椅角度可以改善使用者的舒适度。座椅过于向上倾斜会造成很大的压迫感，座椅过于向下倾斜会让身体滑向前方，加大手臂或者膝盖的压力，增加受伤的风险。

3. 调整座椅高度。当座椅高度合适时，坐在单车上，将脚后跟放在踏板上，蹬到最低处时（6 点钟方向），膝盖可以完全伸展（腿完全伸直）。将前脚掌最宽处放在踏板上，蹬到最低处时，膝盖微微弯曲。

4. 调整车把的位置。错误的车把位置会增加颈部、肩部、手臂或背部的受伤风险，通常，车把应该在单车车轮轮轴的正上方附近。

5. 调整到适合自己的阻力强度。动感单车的一个功能就是可以调节阻力，增大动感单车的阻力之后，运动量增大，可以让健身的效果更好。

6. 正确的姿势，身体稍前倾，两臂伸直，腹部收紧，采用腹式呼吸方法，两腿和车的横梁平行，膝、髋关节保持协调，注意把握骑行节奏。

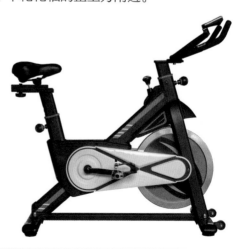

椭圆机

椭圆机在健身房里也比较常见，操作技术简单，比跑步机容易操控，因为它有固定的轨迹和可以抓握的把手。现在电子化的椭圆机还可以选择阻力，非常适合体重过大和膝关节有损伤的训练者。

椭圆机使用方法

1.新手第一次使用椭圆机时，建议通过手动模式进行过渡。上椭圆机时，先用两手分别握住把手，然后先将一只脚踏上脚踏板，再把另一只脚慢慢踏上。手要随着脚的节奏依次向前蹬踩，等运动节奏找到了，再慢慢加大手的推力和脚的蹬力。

2.注意身体姿势，抬头挺胸，不要低头练习，眼睛注视正前方，把全身的注意力放在腿部。

3.当适应了手动模式的平衡感和速度之后，就可以切换到自动模式进行训练。进入进阶阶段，可以使用预置训练程序进行训练。在熟悉器械的功能之后，同样可以调节阻力来满足热量消耗和肌肉锻炼效果。对于新手，不建议设置过高的阻力值。

4.练习的时候最好是分组进行，可以有两种方法：一种是按时间分组，一组5～6分钟；也可以是按次数，这个可以按照自己的身体承受能力定次数，比如一组100次登踩，休息1分钟再重复100次。在使用椭圆机锻炼的时候，频率和速度是逐渐加快的，注意一定要在自己适应的范围内加快。

5.在结束锻炼后想要离开椭圆机时，首先要确认机器所处的模式。如果是自动模式，需要先切换成手动模式，避免身体减速后机器保持原来的速度而拉伤肌肉。在调整成手动模式之后，要缓慢地降低运动速度，给身体一个缓冲。

划船机

划船机相比跑步机和椭圆机更能充分调动全身的肌肉，可以达到全身肌肉有氧训练的效果。划船机动作难度适中，对于膝盖压力较小，更适合一些体重较大和膝关节有损伤的人群进行练习。但由于腰背也要很大程度参与划船动作之中，所以不太适合有腰肌劳损及椎间盘突出患者使用。

划船机使用方法

1.首先把脚放在踏板上，用皮带系紧。刚开始时把阻力调到一个较低水平，用合适的力度握住手柄。

2.膝盖向胸部弯曲，上半身向前稍微倾斜，用力蹬腿使腿部伸直，同时将手拉到上腹部，身体向后倾斜。

3.伸直手臂，弯曲膝盖，身体向前移动，回到开始时的状态。

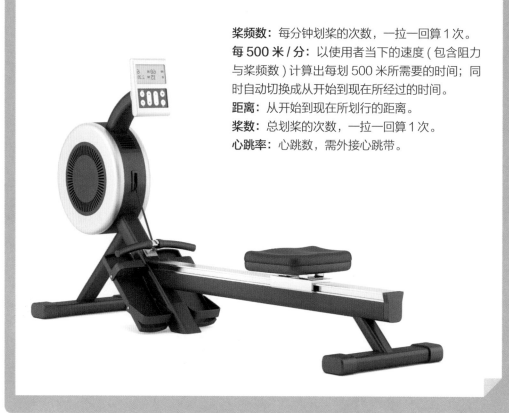

桨频数：每分钟划桨的次数，一拉一回算1次。

每500米/分：以使用者当下的速度（包含阻力与桨频数）计算出每划500米所需要的时间；同时自动切换成从开始到现在所经过的时间。

距离：从开始到现在所划行的距离。

桨数：总划桨的次数，一拉一回算1次。

心跳率：心跳数，需外接心跳带。

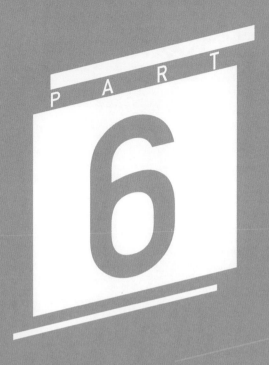

PART 6

12 周减肥计划，一起来打卡

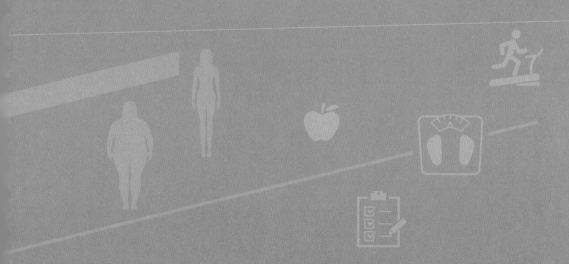

减肥必胜打卡攻略

想要长期减肥或者保持良好身材，就要不断地给自己提供原动力，因为在减肥过程中，总会有动力下降的一天，那么就需要找到合适的方法帮自己坚持下去。打卡计划就是一种不错的方式，记录打卡不仅是自我反思和行为修正的方式，更是自我激励，不断在减肥中获得成就感的重要手段。

1 **坚持打卡会让你变得更有信心**
写减肥日志是一个能让你继续坚持前进的方式，它能帮助你改善减肥计划和更快地实现减肥目标。

2 **打卡更利于身材自我管理**
每个人的体质、个人情况都不同，因此再完美的减肥方案都可以进一步优化。当你把每天的运动时间、运动方式、吃了什么、吃了多少、为什么要吃等减肥期间的细节都如实记录好，这样就能分析自己的生活、改善减肥方案，越科学的减肥方案就越能帮助你快速瘦身！

运动安排在哪个时间段最好

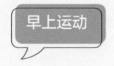

早上运动

如果习惯早起，可以在早上运动。但要注意饱腹时运动对肠胃不好，不宜吃饱就马上运动；另外，早上刚起来时血糖较低，运动前需要先补充一些热量，先喝一杯蜂蜜水或者一片面包，再去运动比较好。

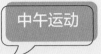

中午运动 ✗

中午不太推荐运动，因为饭后立刻运动容易刺激肠胃，使肠内容物上下震动，引发呕吐、胃痛等症状。所以如果条件允许，可以饭后慢步半小时。

晚上运动 ✓

晚上是最能灵活安排的时段。如果在傍晚6：00左右吃饭，晚上8：30左右运动是最好的选择。但也不要太晚，太晚则易影响睡眠。

不要忽略水的摄入

一般减肥的人都会或多或少地减少食物的摄入，那么水分摄入也必然减少，这就需要减肥的人比平时多摄入水分。另外，喝水不仅能解渴、饱腹，还能提高机体的代谢水平，因此在适当范围内多喝水是很有必要的。

1
运动前、中、后怎么饮水
运动时要确保身体有足够的水分，那么应该怎样补水呢？
运动前2小时补充500毫升左右水分。
运动期间每15～20分钟补充一次水分，每次补充200毫升左右。
运动后根据运动期间体重下降多少喝水（锻炼之前和之后称量自己的体重），每下降1千克大约补充1000毫升水分。

2
运动后要喝运动饮料
如果锻炼1小时以内，喝水保持身体水分就可以。但如果运动时间超过1小时，就需要补充电解质，如钠、钾和镁，它们可以帮助保持体内液体平衡。你出汗时会失去这些矿物质，因此，需要补充含有电解质的饮料，如运动饮料或椰子水。

第一阶段（第1周）：
唤起减肥意识，从最简单开始做起

调整期一周饮食运动计划参考

	星期一	星期二	星期三
早餐	全麦面包2片、煮鸡蛋1个、素炒芹菜100克	生菜鸡蛋三明治1个	馒头60克、小米粥150克、豆芽炒鸡蛋150克
午餐	米饭100克、凉拌菠菜100克、尖椒肉末炒豆皮80克、洋葱炒肉片70克	炸酱面320克	扬州炒饭300克、紫菜蛋花汤1碗
晚餐	番茄鸡蛋面280克	馒头1个、银鱼炒蛋80克、蒜泥豇豆80克	米饭80克、茄汁山药80克、炒鸡片80克
加餐	苹果1个	低脂牛奶200毫升	橙子1个
运动	走路上下班30分钟	5分钟减脂运动	爬楼梯20分钟

星期四	星期五	星期六	星期日
葱油饼50克、紫薯稀饭100克、醋熘西葫芦150克	八宝粥150克（不加糖）、水煮鸡胸肉60克	肉包1个、豆浆200毫升、水煮蛋1个	鸡蛋牛油果三明治1个、牛奶200克
米饭100克、茭白炒肉片80克、蒜香茄子80克、清蒸鲈鱼150克	番茄肉酱意大利面280克	米饭80克、花菜小炒肉80克、咖喱牛肉土豆80克、清炒圆白菜70克	米饭100克、麻婆豆腐80克、清炒笋丝60克、鸡肉炖土豆80克
芹菜猪肉水饺300克	糙米饭80克、蒜香红薯尖80克、荷兰豆炒虾仁70克	青椒肉末打卤面270克	米饭80克、炒冬瓜片80克
梨1个	酸奶100毫升	橘子2个	香蕉1根
5分钟减脂运动	爬楼梯20分钟	走路上下班30分钟	椅子减肥操30分钟

第二阶段（第2~4周）：坚定减肥信念，执行减肥任务

适应期一周饮食运动计划参考

	星期一	星期二	星期三
早餐	全麦面包2片、煮鸡蛋1个、素炒芹菜100克	白米粥150克、茶叶蛋1个、白灼青菜150克	蛋白燕麦煎饼100克
加餐	苹果1个	高纤维苏打饼干2片	橙子1个
午餐	杏鲍菇煎鸡胸糙米饭（见74页）1份	米饭80克、卤牛肉80克、蒜香菠菜100克、剁椒金针菇100克、清炒菜花100克	香烤豆腐红薯紫米饭（见75页）1份
加餐	高纤维苏打饼干2片	小番茄10个	葡萄100克
晚餐	米饭80克、茄汁虾仁100克、蚝油生菜150克	玉米糁粥100克、香菇油菜100克、椒盐鸡胸肉80克	金枪鱼牛油果沙拉200克、蒜蓉娃娃菜150克
运动	跑步30~45分钟	跳绳5分钟	跑步30~45分钟

星期四	星期五	星期六	星期日
浓浓的小三样 1 份	烤吐司片 1 片、黑咖啡 1 杯	馒头 60 克、芹菜炒香干 80 克、糙米薏仁红豆浆 150 毫升	浓浓的小三样 1 份
苹果 1 个	葡萄柚半个	高纤维苏打饼干 2 片	小番茄 10 个
意大利面 80 克、辣味牛肉沙拉 280 克	杂粮饭 1 碗、清蒸巴沙鱼片 70 克、紫甘蓝拌豆腐丝 100 克	米饭 70 克、铁板黑椒杏鲍菇 100 克、香葱牛柳 50 克、清炒小油菜 100 克	杏鲍菇煎鸡胸糙米饭（见 74 页）1 份
高纤维苏打饼干 2 片	高纤维苏打饼干 2 片	苹果 1 个	高纤维苏打饼干 2 片
八宝粥 150 克、尖椒鱿鱼 100 克、蚝油蒜蓉西蓝花 150 克	白米粥 150 克、杏鲍菇煎炒鸡胸肉 150 克	番茄肉酱意大利面 300 克	小米粥 150 克、凉拌西蓝花鸡丝 150 克、荷塘小炒 150 克
走路上下班 30 ~ 45 分钟	跑步 30 ~ 45 分钟	家务运动减肥操 30 分钟	休息

第三阶段（第5~8周）：调整减肥计划，努力突破瓶颈

平台期一周饮食运动计划参考

	星期一（断食日）	星期二	星期三
早餐	水煮鸡蛋1个、低脂酸奶100克	麦片薏米粥1碗、茶叶蛋1个、白灼青菜150克	银鱼炒蛋100克、绿茶1杯
加餐	—	高纤维苏打饼干2片	橙子1个
午餐	苹果1个	减脂三色藜麦饭（见95页）1份	杂粮饭60克、椒盐鸡胸肉50克、凉拌莴笋片100克、荷兰豆炒虾仁80克
加餐	—	小番茄10个	鲜玉米半根
晚餐	米饭25克、荷塘小炒200克、酱牛肉50克	花卷60克、凉拌海带20克、椒盐鸡胸肉80克	土豆鸡蛋豌豆沙拉1份
运动	有氧运动45分钟	Tabata腹部训练	跑步30分钟+HIIT爆发性哑铃划船

每天热量 1400 ~ 1800 千卡，断食期 500 ~ 800 千卡

星期四 （断食日）	星期五	星期六	星期日
水煮鸡蛋1个、低脂酸奶100克	烤吐司片1片、黑咖啡1杯	馒头60克、芹菜炒香干80克、糙米薏仁红豆浆150毫升	浓浓的小三样1份
—	葡萄柚半个	鲜玉米半根	小番茄10个
葡萄柚半个	三文鱼紫甘蓝意大利面（见94页）1份	米粥60克、铁板黑椒杏鲍菇100克、香葱牛柳50克、炝拌豌豆苗150克	杂粮饭60克、清炒芦笋虾仁100克、清炒菜花150克
—	高纤维苏打饼干2片	苹果1个	黄瓜1根
杂粮饭25克、凉拌西蓝花鸡丝70克、素炒芹菜100克、蒜蓉豇豆80克	白米粥150克、杏鲍菇煎炒鸡胸肉200克	糙米饭60克、蒜香红薯尖80克、荷兰豆炒虾仁70克	小米粥150克、凉拌西蓝花鸡丝100克、蒜香菠菜100克
休息	跑步45分钟+哑铃斜板弯举30分钟	爬楼梯30分钟+负重哑铃箭步蹲30分钟	休息

第四阶段（第 9 ~ 12 周）：巩固减肥效果，不断完善自我

巩固期一周饮食运动计划参考

	星期一	星期二	星期三
早餐	水煮鸡蛋1个、低脂酸奶100克	牛奶煮燕麦片1碗、白灼青菜150克	蛋白燕麦煎饼100克
加餐	苹果1个	高纤维苏打饼干2片	橙子1个
午餐	红薯紫米饭60克、香干拌芹菜100克、清蒸鲈鱼50克	米饭60克、酱牛肉80克、蒜香菠菜50克、青椒炒肉丝80克、清炒菜花150克	杂粮饭60克、油煮鸡心木耳小白菜80克、凉拌胡萝卜西蓝花80克、荷兰豆炒虾仁80克
加餐	黄瓜1根	小番茄10个	低脂酸奶100毫升
晚餐	米饭25克、荷塘小炒200克、酱牛肉50克	小米粥100克、凉拌海带120克、椒盐鸡胸肉80克	花卷60克、蒸虾皮小油菜80克、蒜蓉娃娃菜150克、核桃仁拌豌豆苗80克
运动	有氧运动45分钟	休息	跑步30分钟 + 上斜哑铃弯举30分钟

星期四	星期五	星期六	星期日
水煮鸡蛋1个、低脂酸奶100毫升	烤吐司片1片、黑咖啡1杯	虾蟹开放式三明治（见83页）1个	浓浓的小三样1份
高纤维苏打饼干2片	葡萄柚半个	鲜玉米半根	小番茄10个
香煎大虾青蔬荞麦面（见96页）1份	杂粮饭60克、清蒸巴沙鱼片50克、紫甘蓝拌豆腐丝100克	二米粥60克、铁板黑椒杏鲍菇80克、香葱牛柳50克、炝拌豌豆苗120克	杂粮饭60克、清炒芦笋虾仁100克、清炒菜花150克
葡萄150克	黄瓜1根	苹果1个	高纤维苏打饼干2片
杂粮饭25克、鸡腿炖四宝100克、素炒芹菜100克、尖椒肉末豆皮80克	白米粥150克、杏鲍菇煎炒鸡胸肉200克	糙米饭60克、炖素三鲜100克、荷兰豆炒虾仁70克	小米粥150克、凉拌西蓝花鸡丝80克、白菜炖豆腐80克
休息	爬楼梯30分钟＋上斜哑铃弯举30分钟	休息	有氧运动30分钟＋负重哑铃箭步蹲30分钟

191

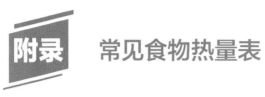

常见食物热量表

五谷杂粮	
红薯	102 千卡 /100 克
鲜玉米	112 千卡 /100 克
红豆	309 千卡 /100 克
绿豆	316 千卡 /100 克
荞麦	337 千卡 /100 克
黑米	341 千卡 /100 克
薏米	361 千卡 /100 克
小米	361 千卡 /100 克
燕麦	367 千卡 /100 克
糙米	368 千卡 /100 克
黑豆	381 千卡 /100 克

禽畜肉、蛋奶、水产	
海带	13 千卡 /100 克
牛奶	54 千卡 /100 克
扇贝	60 千卡 /100 克
虾	81 千卡 /100 克
牛瘦肉	106 千卡 /100 克
鲫鱼	108 千卡 /100 克
鲤鱼	109 千卡 /100 克
猪瘦肉	143 千卡 /100 克
鸡蛋	144 千卡 /100 克
鸡肉	167 千卡 /100 克

蔬菜、菌菇	
冬瓜	12 千卡 /100 克
生菜	15 千卡 /100 克
黄瓜	16 千卡 /100 克
白菜	18 千卡 /100 克
番茄	19 千卡 /100 克
苦瓜	22 千卡 /100 克
空心菜	23 千卡 /100 克
圆白菜	24 千卡 /100 克
油菜	25 千卡 /100 克
菜花	26 千卡 /100 克
香菇	26 千卡 /100 克
韭菜	29 千卡 /100 克
西蓝花	36 千卡 /100 克
魔芋	37 千卡 /100 克
山药	57 千卡 /100 克
土豆	77 千卡 /100 克

水果	
草莓	32 千卡 /100 克
柚子	42 千卡 /100 克
樱桃	46 千卡 /100 克
柠檬	146 千卡 /100 克